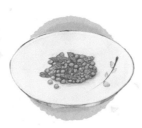

U0333260

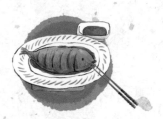

立春
雨水
惊蛰
春分
谷雨
立夏
小满
芒种
夏至
小暑
大暑
立秋
处暑
白露
秋分
寒露
霜降
立冬
小雪
大雪
冬至
小寒
大寒
24节气

养生堂食谱

健康自有天助

24节气
滋补养生
家常菜

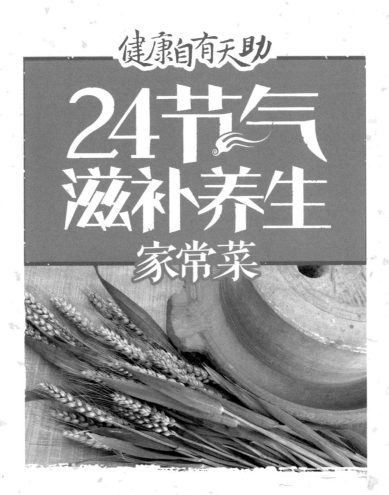

王其胜 著

浙江出版联合集团

浙江科学技术出版社

图书在版编目（CIP）数据

健康自有天助：24节气滋补养生家常菜/王其胜著．—杭州：浙江科学技术出版社，2015.7

ISBN 978-7-5341-6589-4

Ⅰ.①健…　Ⅱ.①王…　Ⅲ.①食物养生－家常菜肴－菜谱

Ⅳ.①R247.1②TS972.161

中国版本图书馆CIP数据核字（2015）第078617号

健康自有天助：24节气滋补养生家常菜

❯❯❯　王其胜　著

责任编辑：沈秋强　　　　　　　**特约编辑：**鹿　瑶

责任校对：王　群　　　　　　　**特约美编：**王道琴

责任美编：金　晖　　　　　　　**封面设计：**罗　雷

责任印务：徐忠雷　　　　　　　**版式设计：**韩慕华

出版发行：浙江科学技术出版社

地　　址：杭州市体育场路347号

邮政编码：310006

联系电话：0571-85058048

制　　作：日知图书（www.rzbook.com）

印　　刷：北京艺堂印刷有限公司

经　　销：全国各地新华书店

开　　本：710×1000　1/16

字　　数：300千字

印　　张：12

版　　次：2015年7月第1版

印　　次：2015年7月第1次印刷

书　　号：ISBN 978-7-5341-6589-4

定　　价：32.80元

前言

　　"春雨惊春清谷天，夏满芒夏暑相连。秋处露秋寒霜降，冬雪雪冬小大寒。"这是一首连小朋友都会背诵的歌谣，而要探究这首歌谣的起源，还要追溯到秦汉时代。一首歌谣、一种时令结构，能够历经千年而不变，这其中蕴藏的奥妙不言而喻。

　　气候的温差变化会引起人体生理、心理的变化，从而影响脏腑的活动、气血的运行、机体的变化、疾病的发生等，人体健康与气候变化息息相关。中医主张"春夏养阳，秋冬养阴，应节气知巧调养，法自然定享天年"。顺应二十四节气的变化规律养生，总结出关于二十四节气的养生之道，是中医理论中非常重要的一部分。常见的时令养生经验有很多，如谷雨养生忌动肝火，立夏饮食宜增酸减苦，霜降时节应护肺保阴，立冬饮食宜温热养阴等。

　　既然二十四节气与农业、养生都密不可分，那么我们就不得不提时令食材与养生的关系。二十四节气的变化，随时都在影响着人体的生理节律，而为人体提供必要营养的饮食又与人体的五脏有着密切的联系，所以饮食也必须顺应节气的变化，符合二十四节气更替的自然规律，这也是为什么说应季食材最养人的原因。

　　本书为读者系统地提供了多款时令美食，帮助读者达到祛病、防病的食疗养生目的。同时本书还针对节气特点为读者提供了详细的运动养生、生活起居建议，帮助读者掌握饮食健康原则，拥有最健康的生活方式！

王其胜

目录
Contents

一时一食　健康一世 / 10

立春 · 14

养生原则：养肝护阳 / 14

立春食补：宜辛甘发散，忌酸收之味 / 14

起居养生：晚睡早起，春捂防寒 / 15

● 立春养生健康菜

木耳炒山药 / 16

芹菜拌黄豆 / 16

豆腐皮炒韭菜 / 17

香椿芽拌肚丝 / 17

素焖四季豆 / 18

荠菜猪肝汤 / 18

肉丝芹菜汤 / 19

杏仁山药汤 / 19

黄豆芽肉丝汤 / 20

芹菜肉末粥 / 20

海带山药粥 / 21

玉米面菠菜粥 / 21

雨水 · 22

养生原则：护脾胃，防湿邪，疏肝解郁 / 22

雨水食补：以汤粥为主，补充水分 / 23

● 雨水养生健康菜

春笋炒肉丝 / 24

芹菜鳕鱼 / 24

墨鱼炒韭菜 / 25

油菜豆腐丝 / 25

荠菜春笋煲 / 26

山药鱼头汤 / 26

山药红枣粥 / 27

松仁鸽蛋粥 / 27

惊蛰 · 28

养生原则：调和阴阳，平衡作息 / 28

惊蛰食补：温热健脾，多甘少酸 / 28

起居养生：养眠忌怒，注意保暖 / 29

● 惊蛰养生健康菜

香菇炒笋片 / 30

山药虾仁 / 31

韭菜炒鸡蛋 / 32

油菜炒牛肉 / 32

四季豆炒肉丝 / 33

苋菜笋丝汤 / 33

豆芽海带汤 / 34

山药胡萝卜鸡汤 / 34

红枣糯米粥 / 35

荠菜粥 / 35

春分 · 36

养生原则：阴阳平衡，心平气和 / 36

春分食补：健脾祛湿，寒热均衡 / 37

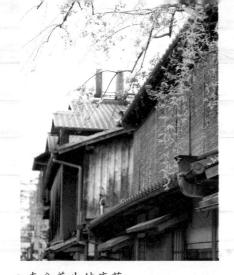

● 春分养生健康菜

芦笋炒蟹腿 / 38

芹菜鱼丝 / 39

菠菜腐竹 / 39

清炒鲜菇花椰菜 / 40

海带炒肉 / 40

豌豆苗蛋汤 / 41

菠菜鸽片汤 / 41

油菜红枣瘦肉汤 / 42

芥菜排骨汤 / 42

红薯粥 / 43

皮蛋瘦肉粥 / 43

清明 · 44

养生原则：踏春游玩，警惕过敏 / 44

清明食补：多吃蔬果，清补养肝 / 44

起居养生：睡眠足，多备衣 / 45

● 清明养生健康菜

花椰菜炒肉片 / 46

荠菜炒腐竹 / 47

菠菜拌粉丝 / 47

豆腐菠菜汤 / 48

香菇红枣汤 / 48

枸杞叶粥 / 49

口蘑香菇鸡肉粥 / 49

谷雨 · 50

养生原则：除湿防胃病，天暖防过敏 / 50

谷雨食补：疏肝清热，清淡调养 / 51

起居养生：注意天气，适量运动 / 51

● 谷雨养生健康菜

荠菜炒百合 / 52

百合炒芹菜 / 53

菠菜炒猪肝 / 53

五色蔬菜汤 / 54

鲜虾莴笋汤 / 54

菠菜鸡蓉粥 / 55

鸡肉油菜粥 / 55

立夏 · 58

养生原则：养护心脏，做慢养生 / 58

立夏食补：宜多吃清热生津的食物 / 59

起居养生：多通风，多午睡 / 59

● 立夏养生健康菜

黄瓜炒杂菇 / 60

番茄草菇 / 61

双椒炒鸡蛋 / 61

蒜泥白肉 / 62

凉拌西瓜皮 / 62

芦笋虾仁 / 63

蒜香茄子炒墨鱼柳 / 63

竹荪黄瓜汤 / 64

鲜蘑丝瓜汤 / 64

莲子绿豆粥 / 65

清热荷叶粥 / 65

小满·66

养生原则：防皮肤病，强正气 / 66

小满食补：清淡健胃，多吃苦味食物 / 66

起居养生：注意睡眠，不做剧烈运动 / 67

● 小满养生健康菜

皮蛋炒黄瓜 / 68

肉末炒茄子 / 68

木耳拌西瓜皮 / 69

番茄炒虾仁 / 70

双椒炒茄丝 / 70

松仁茼蒿 / 71

黄瓜豆腐汤 / 71

苦瓜肉片汤 / 72

丝瓜虾仁汤 / 72

荷叶薏米陈皮粥 / 73

青蒿绿豆粥 / 73

芒种·74

养生原则：勿受寒，平情绪 / 74

芒种食补：饮食清淡，忌辛热 / 74

起居养生：勿露脊梁，晚睡早起 / 75

● 芒种养生健康菜

炒西瓜皮 / 76

黄瓜炒肉片 / 77

鲶鱼烧茄子 / 77

青椒里脊片 / 78

青蒜炒腊牛肉 / 78

芦笋鸡块 / 79

海米拌菠菜 / 79

肉片豆腐汤 / 80

芹菜黄瓜素肉汤 / 80

莲子百合糯米粥 / 81

百合绿豆糯米粥 / 81

夏至·82

养生原则：调神养心脑，降压多补水 / 82

夏至食补：宜酸味和咸味食物 / 83

起居养生：协调作息，温浴强身 / 83

● 夏至养生健康菜

生菜牛肉 / 84

鲜贝冬瓜球 / 85

丝瓜炒毛豆 / 85

肉片鸡蛋蔬菜汤 / 86

茄汁芡白汤 / 86

杂豆粥 / 87

小暑·88

养生原则：防暑邪，调神静心 / 88

小暑食补：清凉消暑，多吃酸味食物 / 88

起居养生：晨练不宜过早 / 89

● 小暑养生健康菜

苦瓜藕丝 / 90

丝瓜烧豆腐 / 90

鱿鱼炒茼蒿 / 91

蚝油生菜 / 91

番茄排骨酥汤 / 92

三鲜豆腐汤 / 92

香梨去热粥 / 93

豆腐丝瓜粥 / 93

大暑·94

养生原则：戒躁戒怒，运动适量 / 94

大暑食补：多吃防暑湿的食物 / 94

起居养生：寡言养气，练养生功 / 95

●大暑养生健康菜

冬瓜炒鸭肉 / 96

毛豆烧茄子 / 97

苦瓜炒猪肝 / 97

清炒芦笋 / 98

豌豆炒虾仁 / 98

白菜绿豆汤 / 99

洋葱肉片汤 / 99

荷叶冬瓜汤 / 100

番茄糯米粥 / 100

豌豆鸡粥 / 101

白菜虾仁粥 / 101

立秋·104

养生原则：滋阴养肺，内心平和 / 104

立秋食补：多吃生津润燥食物 / 104

起居养生：早起早睡，注意衣着 / 105

●立秋养生健康菜

南瓜炒牛肉 / 106

栗子白菜 / 107

芹菜拌墨鱼 / 107

胡萝卜荸荠汤 / 108

鳝鱼鸡丝汤 / 108

芋头香菇瘦肉粥 / 109

处暑·110

养生原则：调和阴阳，作息规律 / 110

处暑食补：寒凉解秋燥，多喝水 / 110

起居养生：正确秋冻，多跑步 / 111

●处暑养生健康菜

芹菜炒羊肉 / 112

鲜虾茭白 / 112

核桃仁拌熏豆腐干 / 113

蜜烧红薯 / 113

胡萝卜炒雪菜 / 114

糖醋豌豆苗 / 114

鲜虾荸荠汤 / 115

扇贝豆腐汤 / 115

牡蛎白菜汤 / 116

小米蛋奶粥 / 116

火腿玉米粥 / 117

银耳莲子粥 / 117

白露·118

养生原则：秋补好时机 / 118

白露食补：勿太咸，养阴润燥 / 118

起居养生：宜穿舒适衣物 / 119

●白露养生健康菜

番茄炒鱼片 / 120

红薯蒸牛肉 / 121

土豆烧牛肉 / 121

荸荠玉米老鸭汤 / 122

核桃银耳汤 / 122

糯米山药粥 / 123

牛奶蜜枣粥 / 123

秋分·124

养生原则：调神防燥，勿乱进补 / 124

秋分食补：食粥润肠，滋润生津 / 125

●秋分养生健康菜

虾末花椰菜 / 126

牛肉炒胡萝卜丝 / 126

凉拌山药枸杞 / 127

双鲜土豆丝 / 127

芋头鸡块汤 / 128
南瓜海带减脂汤 / 128
蔬菜糙米粥 / 129
核桃粥 / 129

寒露·130

养生原则：润燥防病，保湿补水 / 130
寒露食补：多吃甘淡滋润的食物 / 130
起居养生：分时调养，室内通风 / 131
● 寒露养生健康菜
山药炒子鸡 / 132
番茄炒玉米粒 / 132
麻婆豆腐 / 133
香糯荷藕 / 133
芋头鸭块煲 / 134
海鲜五宝 / 134
燕麦南瓜粥 / 135
核桃燕麦粥 / 135

霜降·136

养生原则：平补为主，劳逸结合 / 136
霜降食补：少吃过热、辛燥食物 / 136
起居养生：注意保暖，锻炼强身 / 137
● 霜降养生健康菜
肉丝炒甜椒 / 138
菠菜面筋肉片 / 139
西芹百合炒草莓 / 140
白果荸荠炒藕尖 / 140
鲜蘑炒花椰菜 / 141
芹菜肚丝 / 141
白果芋头鱼肚汤 / 142
银耳南瓜汤 / 142

核桃枸杞粥 / 143
薏米猪肺粥 / 143

立冬·146

养生原则：驱寒护阳，心态平和 / 146
立冬食补：进补有方，预防感冒 / 147
起居养生：保证睡眠，运动补阳 / 147
● 立冬养生健康菜
白汁菜心 / 148
鸡蛋三丁 / 149
白萝卜炒肉片 / 149
红薯芥菜瘦肉汤 / 150
番茄牛腩煲 / 150
肉末油菜粥 / 151
海带紫菜粥 / 151

小雪·152

养生原则：养好肾，去内火 / 152
小雪食补：宜温热、增苦的食物 / 152
起居养生：养精血，常暖足 / 153
● 小雪养生健康菜
圆白菜炝玉米 / 154
牡蛎煎蛋 / 155
海米烧油菜 / 155
排骨栗子汤 / 156
黑芝麻核桃仁汤 / 156
胡萝卜猪肝汤 / 157
黑米粥 / 157

大雪·158

养生原则：先养脾胃，保暖藏神 / 158
大雪食补：温热补益，养阳滋阴 / 158

起居养生：出行谨慎防摔伤 / 159

● 大雪养生健康菜

圆白菜炒鸡蛋 / 160

鸭蛋黄炒豌豆 / 161

大肠扒油菜 / 161

海带炒木耳 / 162

橄榄菜肉末四季豆 / 162

麻辣兔片 / 163

桂圆枸杞子甲鱼汤 / 164

红枣木耳羊肉汤 / 164

杏仁牛奶芝麻粥 / 165

韭菜海参粥 / 165

冬至 · 166

养生原则：及时科学进补 / 166

冬至食补：增加维生素的摄取 / 167

起居养生：防寒保暖，经常锻炼 / 167

● 冬至养生健康菜

清汤白菜 / 168

海参焖猪蹄 / 169

绿豆芽炒菠菜 / 169

苦瓜烧猪尾 / 170

乳香土豆粒 / 170

胡萝卜炖牛腩 / 171

芦笋浓汤 / 171

八宝滋补鸡煲 / 172

莲子红薯粥 / 173

羊脊骨粥 / 173

小寒 · 174

养生原则：不宜乱补，养肾多食粥 / 174

小寒食补：忌燥热寒凉，多苦少咸 / 174

起居养生：正确锻炼很重要 / 175

● 小寒养生健康菜

绿豆芽炒鳝丝 / 176

豆腐白菜 / 176

豌豆苗扒鹌鹑蛋 / 177

菠萝肉丸 / 177

胡萝卜烧羊肉 / 178

板栗烧鸡块 / 178

胡萝卜蘑菇汤 / 179

蛋黄莲子汤 / 179

川贝雪梨猪肺汤 / 180

三鲜鱿鱼汤 / 180

栗子山药姜枣粥 / 181

红薯玉米面粥 / 181

大寒 · 182

养生原则：防风御寒，养精护阳 / 182

大寒食补：宜辛温，藏热量 / 182

起居养生：多晒太阳，保湿不能少 / 183

● 大寒养生健康菜

肉末炒豆芽 / 184

胡萝卜炒肉丝 / 184

葱味鹅蛋 / 185

双椒炒排骨 / 185

菠萝炒鸡片 / 186

干烧鸭脯 / 186

鲜虾海参 / 187

章鱼炖猪蹄煲 / 187

羊杂碎汤 / 188

肉末紫菜粥 / 188

桂圆瘦肉粥 / 189

鸭胗山药薏米粥 / 189

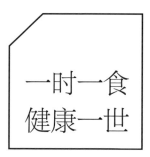

一时一食
健康一世

时，古人将一年分为二十四个时令，用以指导农事活动。

食，民以食为天，农业的产量与时令天气的变化息息相关。

　　我国自古便是农业大国，在漫长的岁月长河中，"靠天吃饭"是不可逃脱的命运。四季气候的变化对农业产量有着非常重要的意义和影响。劳动人民在经过无数的实践与失败后，终于参透时间、气候、农业三者的关系，最终诞生了世代相传的二十四节气的概念。二十四节气也成为了指导人们耕作的基本准则，也因此衍生出"春播、夏管、秋收、冬藏"等农业常识。时令与食物也因此形成了密不可分的联系，所以每个时令种什么食材最好，吃什么食材最养人，绝非空穴来风。

　　《黄帝内经》中"天人合一，顺应四时"的养生法则就很好地诠释了顺时而食的养生原理。二十四节气的气候变化，随时都在影响着人体的节律，因此平衡阴阳，我们才需要掌握保养身体的健康要诀，应节气知巧调养，遵循大自然的节奏，挑选最适合的食材。

然而不知从什么时候开始，现代人的生活中，反季节蔬菜变得越来越抢手，甚至成为了一种饮食时尚。但从健康的角度而言，绝没有"食以稀为贵"之说。应季蔬果顺应阴阳，符合自然生长规律，每餐吃这样的蔬果才更健康。二十四个节气，每个节气都有应季的蔬果，顺应天时，吃对食物对健康养生来说非常重要。

　　二十四节气除了对饮食健康上有很好的指导意义之外，对人们日常生活习惯、防病养生也有着很多启示。比如根据一年四季阴阳变化规律和特点，调节人体各部分的机能，与外界环境保持协调平衡，就可达到少生病、不生病的目的。老百姓常说的"春捂"就是典型的二十四节气养生法，春捂的做法很好地应对了春季乍暖还寒、冷热多变的气候，可有效预防人体因无法适应温度的快速变化而导致的感冒。

　　本书详细介绍了二十四节气中的饮食宜忌和养生方法，并提供多款时令美食，希望能为因长期生活在钢筋水泥的城市而备受生活压力的人们带去更多平和的健康，在朴素的食材中重新感受江冰解冻、柳条抽芽、大雁南飞。

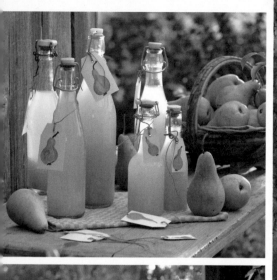

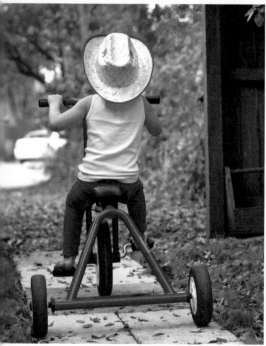

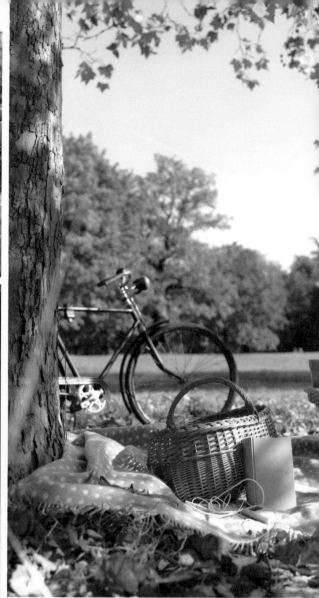

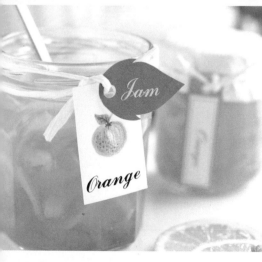

Jam

Orange

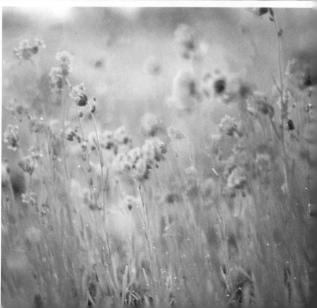

立春	公历2月4日或5日 立春，是二十四节气之一，又称"打春"。
雨水	公历2月18日或19日 春始属木，然生木者必水也，故立春后继之雨水。
惊蛰	公历3月5日或6日 二月节，万物出乎震，震为雷，故称惊蛰。
春分	公历3月20日或21日 二月中，分者半也，此当九十日之半，故谓之"分"。
清明	公历4月4日或5日 清明节是我国传统节日，也是最重要的祭祀节日。
谷雨	公历4月20日或21日 谷雨时节作去声，如雨我公田之雨。

立春

养生原则：养肝护阳

〔春季养肝正当时〕

立春阳气生发，养肝能护阳。"肝喜调达而恶抑郁"，中医认为，肝脏与草木相似，所谓调达，就是指肝像树一样喜欢不受约束地生长，不喜欢受压抑。春天到了，草木在春季萌发生长，肝脏在春季功能也更活跃，排浊气、畅气血，肝气起到了引导气血从里向外调动的作用。春季正是调养肝脏的大好时机，因此，养生以养肝护肝为主。

〔养肝重在疏泄〕

中医学五行还认为肝的生理特点主疏泄，在志为怒，恶抑郁而喜调达，故生气发怒易导致肝脏气血淤滞不畅而成疾。养肝要戒怒，因此在立春时节，要力戒暴怒，即使生气也不要超过3分钟，要尽力做到心平气和、无忧无虑，从而使肝火熄灭，肝气正常生发、顺调。同时，养肝更忌情怀忧郁，做到心胸开阔、乐观向上，保持心境恬愉的好心态。所以春天到了，人也要保持愉快的心情，穿着宽松舒适的衣服，多去户外散步，这样才能与大自然生发的春气相呼应。

立春食补：宜辛甘发散，忌酸收之味

〔不宜吃酸味食物〕

饮食调养方面要考虑到春季阳气初生，宜食辛甘发散之品，不宜食酸收之味。《素问·藏气法时论》说："肝主春，……肝苦急，急食甘以缓之，……肝欲散，急食辛以散之，用辛补之，酸泻之。"在五脏与五味的关系中，酸味入肝，具收敛之性，不利于阳气的生发和肝气的疏泄，因此要忌食酸收之味。

〔适当多吃补肝养肝的食物〕

平时应有目的地选择一些补肝养肝的食品，如动物肝脏、鸭血、乌梅、豆制品、鸡蛋等，灵活地进行配方选膳。

〔多吃青绿色蔬菜〕

饮食调养应从进食清爽绿色蔬菜、提升阳气出发，进而达到调养身体的目的。可适当多吃辛甘的蔬菜，如大葱、香菜、韭菜、芹菜、豌豆等。胡萝卜、花椰菜、白菜及青椒等新鲜蔬菜也有提升阳气之效，可多吃。

〔春季常吃芽菜〕

春季最常见的生发性食物莫过于芽菜，芽菜在古代被称为"种生"，常见的有豆芽、香椿芽、姜芽等。立春吃芽菜有什么功效呢？《黄帝内经》中讲："春三月，此谓发陈。"发，是发散的意思；陈，就是陈旧的意思。《黄帝内经》把万物发芽的姿态不叫发新而叫作发陈，是因为这些植物的嫩芽具有将植物陈积物质发散掉的功效。所以如果人体的阳气发散不出来，可借助这些嫩芽的力量来帮助发散。

〔萝卜是常见的生发食物〕

萝卜古代称芦菔，有诗云："芦菔根尚含晓露，秋来霜雪满东园，芦菔生儿芥有孙。"旧时药典认为，萝卜根叶无论生、熟皆可当菜当饭而食，有很大的药用价值。常食萝卜不但可解春困，还有助于软化血管、降血脂、稳血压，可解酒、理气等，具有营养、健身、祛病之功。

起居养生：晚睡早起，春捂防寒

〔春季养生提倡晚睡早起〕

早春时节睡眠上应遵循"晚睡早起，与日俱兴"的原则。如何晚睡早起呢？即便晚睡，也要在晚上11时之前上床，到了早晨，可以比冬季起得早一些，到户外去散步，放松身体。

〔应注意春捂防寒〕

立春时节养生主要就是防风邪，特别是乍暖还寒的时候，最好不要过早地减少衣物，仍应该注意保暖、防风，以免患上流感。

立春养生健康菜

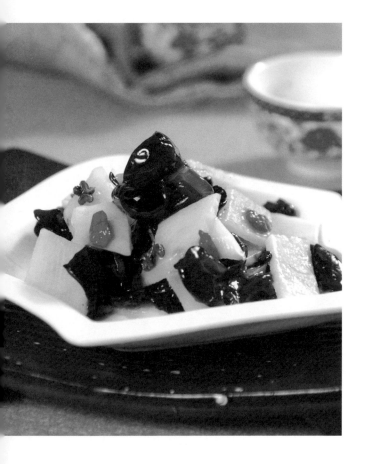

木耳炒山药

材 料

水发黑木耳150克，山药200克，枸杞子、葱末、姜末、蒜末、盐、味精、植物油、花椒粒、水淀粉各适量。

做 法

1 山药去皮，洗净，切片，用沸水焯一下；黑木耳洗净，撕成小朵；枸杞子洗净，稍泡。
2 锅内倒入适量植物油烧至六成热，炒香葱末、姜末、蒜末，放入黑木耳、枸杞子、花椒粒翻炒，加入少许盐、山药片炒熟，加味精调味，用水淀粉勾薄芡即可。

芹菜拌黄豆

材 料

芹菜丁250克，黄豆30克，大料、桂皮、辣椒油、盐、味精各适量。

做 法

1 芹菜丁入沸水中焯至变色，捞出，过凉，沥水。
2 黄豆洗净，泡涨，捞出；放入锅内，倒入适量清水煮沸，放入桂皮、大料、盐，大火煮至黄豆熟烂，捞出，沥水。
3 将芹菜丁、黄豆加味精与辣椒油拌匀即可。

豆腐皮炒韭菜

材料

豆腐皮200克，韭菜150克，红椒丝、葱末、姜末、盐、酱油、郫县豆瓣酱、白糖、植物油各适量。

做法

1 豆腐皮洗净，切成丝；韭菜择洗干净，切成段。

2 锅内倒入植物油烧热，放入郫县豆瓣酱、姜末、葱末炒香，倒入豆腐皮丝均匀翻炒一下，加入韭菜段、红椒丝、盐、酱油、白糖，炒至入味即可。

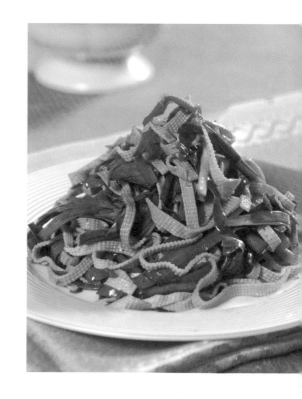

香椿芽拌肚丝

材料

鲜猪肚250克，香椿芽50克，盐、味精、香油、辣椒油各适量。

做法

1 香椿芽择去老茎，切成段，洗净，入沸水中焯一下，捞出，过凉，沥水，放盘中。

2 猪肚清洗干净，与适量清水一起入锅煮熟，捞出，过凉，切粗丝。

3 将香椿芽段、熟肚丝加入盐、味精、香油和辣椒油调味，搅拌均匀即可。

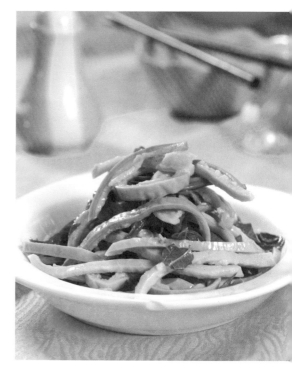

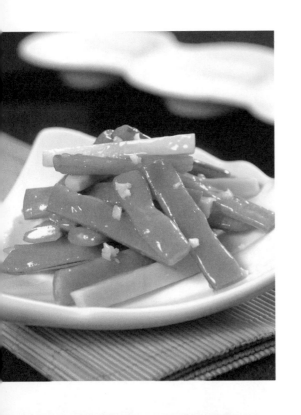

素焖四季豆

材 料

四季豆300克，冬笋条100克，植物油、香油、盐、水淀粉、味精、葱末、姜末、蒜末各适量。

做 法

1 四季豆洗净，切段。

2 锅内倒入植物油烧热，放入葱末、姜末、蒜末炝锅，放入四季豆段、冬笋条煸炒，再加盐煮沸，用中火焖熟，待汤浓时，加少许味精调匀，再用水淀粉勾芡，出锅时滴少许香油即可。

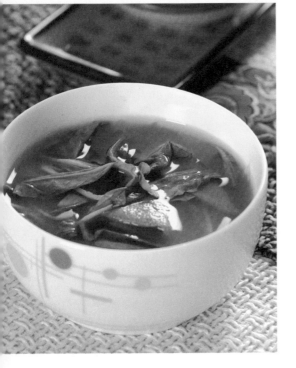

荠菜猪肝汤

材 料

鲜猪肝、荠菜各150克，葱段、姜片、料酒、盐、味精、高汤、香油各适量。

做 法

1 猪肝洗净，去掉肝筋，切成宽柳叶片，放碗中加入料酒、葱段、姜片和适量清水拌匀，腌渍片刻；荠菜洗净。

2 锅置火上，加入高汤煮沸，放入猪肝片和泡猪肝的水，煮沸，撇去浮沫，加入荠菜、盐、味精，拣去葱段、姜片，起锅淋入香油，盛入汤碗中即可。

肉丝芹菜汤

材 料

猪瘦肉200克，芹菜丝100克，胡萝卜丝50克，香菜叶、葱丝、水淀粉、料酒、盐、鸡精、植物油各适量。

做 法

1 猪瘦肉洗净切丝，加水淀粉、料酒腌渍；芹菜丝焯水，过凉，沥水。
2 锅内倒入油烧至六成热，放入葱丝煸香，放入胡萝卜丝煸软，盛出。
3 锅内倒入清水，大火烧沸后放入猪瘦肉丝，加芹菜丝、胡萝卜丝，大火煮沸后，加适量盐和鸡精调味，撒上香菜末即可。

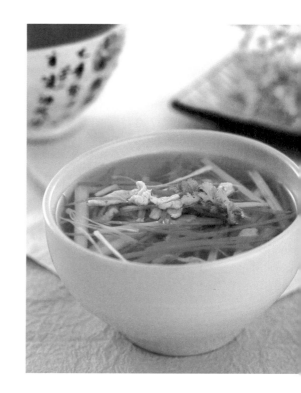

杏仁山药汤

材 料

杏仁100克，山药250克，白糖适量。

做 法

1 杏仁反复用水冲洗干净；山药洗净，去皮，切成长3厘米的段。
2 锅置火上，倒入适量清水煮沸，放入山药段、杏仁，大火煮沸后转小火煮至山药段、杏仁均熟，加白糖煮1分钟即可。

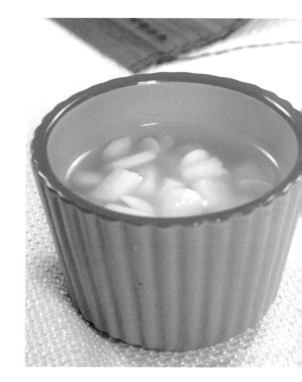

黄豆芽肉丝汤

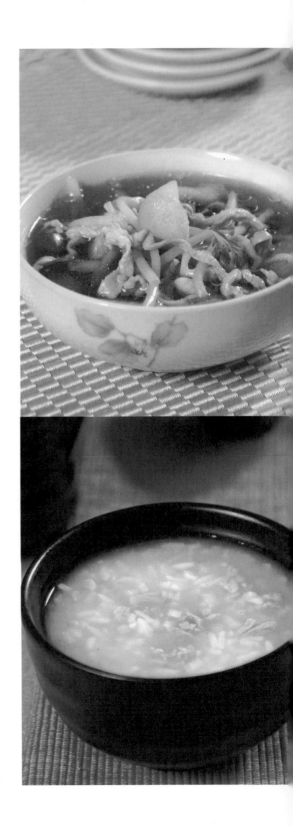

材料

黄豆芽500克，猪瘦肉丝100克，荸荠50克，姜丝、植物油、酱油、盐、水淀粉、香菜段、高汤各适量。

做法

1 黄豆芽择洗净；荸荠去皮，洗净，对切两半。

2 锅内倒入植物油烧热，炒香姜丝，放入猪瘦肉丝滑散开，倒入高汤煮沸，放入黄豆芽、荸荠块，煮沸后改小火煮10分钟，加盐、酱油调味，最后用水淀粉勾芡，撒香菜段即可。

芹菜肉末粥

材料

大米100克，芹菜、猪肉末各40克，盐、鸡精、植物油、酱油各适量。

做法

1 大米洗净，放锅中，加清水，熬成大米粥；猪肉末用酱油和少许植物油拌匀；芹菜洗净，切成末。

2 锅内倒入植物油烧至两成热，放猪肉末炒散，放入芹菜末煸炒片刻，倒入大米粥中搅拌均匀，大火煮沸后，加入盐、鸡精调味即可。

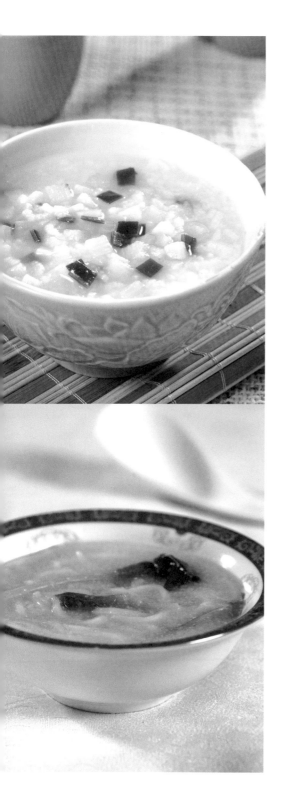

海带山药粥

材 料

水发海带150克，山药100克，大米50克，盐适量。

做 法

1 海带洗净，切小块，小火煮熟，捞出；山药去皮，洗净，切成小块。

2 大米淘洗干净，放入沙锅，加水，用大火煮沸，再改小火熬煮至粥将熟，加入山药块、海带块煮熟，加盐调味即可。

玉米面菠菜粥

材 料

玉米面80克，面条50克，菠菜100克，盐适量。

做 法

1 菠菜择洗净，入沸水锅中焯水，捞出，沥干，切段。

2 锅内倒入清水烧沸，加入玉米面，煮沸。

3 下入面条，煮至面条熟透，加入菠菜段、盐调味即可。

雨水

养生原则：护脾胃，防湿邪，疏肝解郁

〔护脾胃，固本培元〕

脾属土，土性敦厚，是万物生化的基础。在人体里，脾又掌握着消化津水、谷物，运送养料，滋养脏腑、四肢百骸的本领，是一切气血化生的源头。因此中医学又称脾胃为"水谷之海，气血生化之源"。

人体一天所需的物质能量、气血、津液、精髓等，都靠脾胃产生，脾胃强健，原动力十足，脏腑的功能才会强盛。脾胃不仅生化能量，也是调节气机升降运动的枢纽。人身元气是健康之本，而脾胃则是元气之本。元代著名医家李东垣提出"脾胃伤则元气衰，元气衰则人折寿"的观点。在他的《脾胃论》中说："真气又名元气，乃先身生之精气，非胃气不能滋。"并指出："内伤脾胃，百病丛生。"这说明脾胃虚弱是滋生百病的主要原因。

〔防湿邪，不伤脾胃〕

春季万物的生长都离不开雨水的滋润，但人体在这雨水的长期"滋润"下，不仅浑身会感到黏腻，不舒服，往往还会容易出现食欲不振、消化不良、腹泻等症状，这些症状是由于人的脾胃受到湿气困扰所引起的。《黄帝内经》中说"湿气通于脾"，所以，这一时期我们要加强对脾胃的养护，健脾祛湿，将多余的水分排出体外。这也是这个节气养生必须要注意的事。

〔养肝应多疏解郁结〕

春季是养肝的最好季节，《红楼梦》里的林黛玉，多愁善感。"黛玉每岁至春分秋分之后，必犯咳嗽"，这其实就是一个病机，终日愁念困于心中，肝气淤滞不畅，引起全身气血紊乱，使其他脏器受到干扰而引发疾

患。肝喜顺畅而恶抑郁，元代医学家朱丹溪提出"司疏泄者，肝也"。可多吃绿色食物，如绿色蔬菜、绿豆等。

〔慎脱衣，避湿寒〕

初春阳气长，阴气退，气候日趋暖和，人们便纷纷去棉穿单，把春天缤纷的色彩穿上身。但此时北方的阴气未尽，且冷空气不时流窜到南方，气温变化大，虽然雨水时节的温度不比寒冬腊月那样冰冷刺骨，但由于气温转暖，人体的毛孔开始打开，对风寒之邪的抵抗力则会有所减弱，易感风邪而感冒生病。

雨水食补：以汤粥为主，补充水分

〔多吃蔬菜瓜果，补充水分〕

春季气候逐渐转暖，早晚温差较大，风邪渐增，风干物燥，常会出现皮肤脱皮敏感、口舌干燥、嘴唇干裂等现象，应多吃新鲜蔬菜、多汁水果，以补充人体所需的水分。

〔少吃油腻〕

万物当春乃发生，春季也是阳气渐旺的时候，应少吃油腻食物，可多食红枣、怀山药、莲子、韭菜、菠菜、柑橘、蜂蜜、甘蔗等，补气壮阳，以免阳气过多外泄，无法蕴化于体内。若肝木生发过度，则会使脾胃受到损失，这也是为何春季肠胃多病的原因。

〔食疗以汤粥为主〕

雨水时节，北方地区食疗以粥为好，莲子粥、怀山粥、红枣粥都是不错的选择。唐代药王孙思邈说"春时宜食粥"，这提醒我们在春季应该多喝一些粥。粥以米为主，以水为辅，水米交融，不仅香甜可口，便于吸收，还能补脾养胃、去浊生清。加入一些药材后，更是能治疗一些慢性病，对身体有很好的滋补作用。而南方特别是珠江三角洲一带的食疗多以汤为主，如猴头菇煲鲜鸡汤、云苓怀山煲猪瘦肉汤、菠菜滚牛肉片汤等。遇气温湿冷时也可以汤养脾胃，如冬虫夏草炖水鸭、眉豆花生炖鸡脚、杞子山药炖猪肉等。

雨水养生健康菜

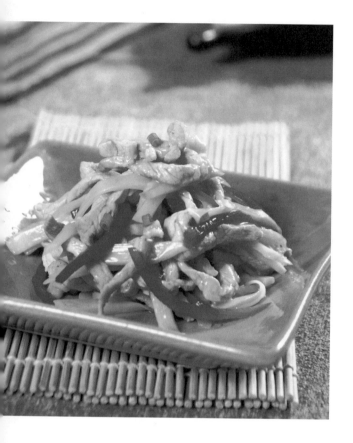

春笋炒肉丝

材料

春笋100克，猪瘦肉150克，红椒1个，植物油、葱花、姜丝、生抽、料酒、盐、鸡精、水淀粉、香油各适量。

做法

1 猪瘦肉洗净，切丝；春笋洗净，切丝；红椒洗净，切丝。

2 锅内倒入植物油烧热，炒香葱花、姜丝，放入猪瘦肉丝炒至变色，放入春笋丝、红椒丝爆炒至熟，加生抽、料酒、盐和鸡精调味，用水淀粉勾芡，淋香油即可。

芹菜鳕鱼

材料

芹菜、鳕鱼各150克，蟹肉棒50克，植物油、料酒、淀粉、盐、味精、葱末、姜末、红辣椒各适量。

做法

1 鳕鱼洗净，切片，加盐、淀粉拌匀腌渍片刻；芹菜择洗干净，斜刀切成段。

2 红辣椒去蒂、籽，洗净，切成片；蟹肉棒切成片。

3 炒锅倒油烧热，炒香葱末、姜末，放入鳕鱼片、蟹肉片、芹菜段、红辣椒片，加入料酒、盐翻炒至熟，调入味精即可。

墨鱼炒韭菜

材料

鲜墨鱼200克，韭菜100克，红椒丝、姜末、花椒粉、盐、植物油各适量。

做法

1 墨鱼去墨袋、骨头，洗净，切丝；韭菜择洗干净，切段。

2 锅内倒入植物油烧至七成热，加姜末和花椒粉炒香，放入墨鱼丝翻炒至卷曲。

3 倒入韭菜段、红椒丝炒熟，用盐调味即可。

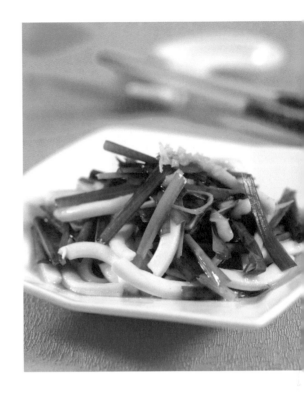

油菜豆腐丝

材料

油菜250克，豆腐丝200克，盐、白糖、香油各适量。

做法

1 油菜择洗净，逐叶掰开，放入沸水中焯熟，过凉，沥水，切段，放入盘中。

2 豆腐丝洗净，切段。

3 锅置火上，倒入沸水，放入豆腐丝段煮沸，捞出，晾凉，放入盛油菜的盘中，加入盐、白糖、香油调味，拌匀即可。

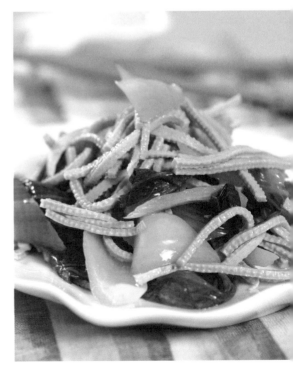

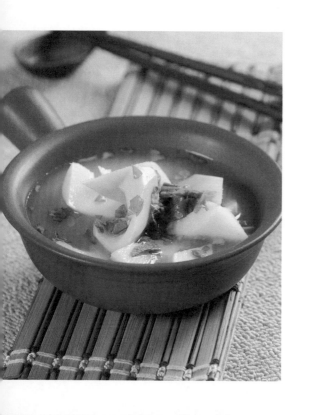

荠菜春笋煲

材料

荠菜末50克，春笋块200克，葱花、姜末、料酒、盐、味精、高汤、植物油各适量。

做法

1 锅置火上，倒入植物油烧热，放入葱花、姜末、荠菜末煸香，加入春笋块略炒。

2 将料酒、高汤放入沙锅中烧沸，将炒好的荠菜末和春笋块放入沙锅中，再煮5分钟，加入盐、味精调味即可。

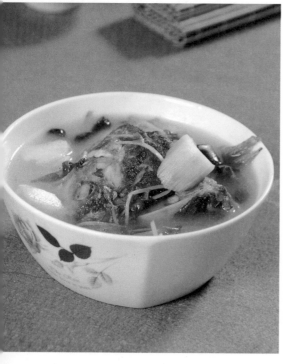

山药鱼头汤

材料

草鱼或鳙鱼1条，山药150克，豌豆苗、海带结、植物油、盐、味精、胡椒粉、姜片各适量。

做法

1 山药去皮，洗净，切块。

2 鱼洗净，去鳃，只留鱼头，入热植物油锅中煎至两面微黄，盛出。

3 另起锅放入水和鱼头、山药块、海带结、姜片，大火煮沸后转小火慢熬30分钟，放入豌豆苗煮2分钟，放入盐、味精、胡椒粉调味即可。

山药红枣粥

材 料

大米100克，山药丁50克，荸荠丁25克，红枣10颗，白糖适量。

做 法

1 大米洗净，浸泡半小时，捞出，沥水；红枣洗净，去核。

2 大米下入锅内，加入适量清水，熬煮至米粒开花。

3 红枣下入锅内，转小火熬至粥稠，边搅拌边将山药丁、荸荠丁撒入锅内，煮约20分钟至熟，加白糖调味即可。

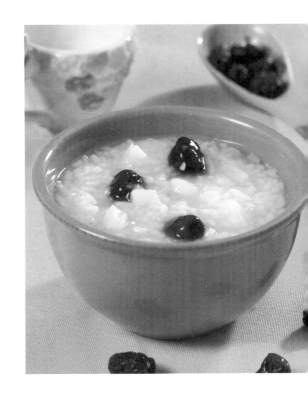

松仁鸽蛋粥

材 料

松仁50克，香菇片、水发黑木耳片、油菜心块各30克，熟鸽蛋2个，大米200克，鸡汤1000毫升，盐、胡椒粉、味精各适量。

做 法

1 大米洗净，用水浸泡30分钟；松仁洗净；鸽蛋去壳。

2 锅内放鸡汤、大米大火煮沸，加松仁煮40分钟，再加香菇片、黑木耳片、油菜心块、鸽蛋、盐、胡椒粉，中火煮沸后转小火煮熟，加味精调味即可。

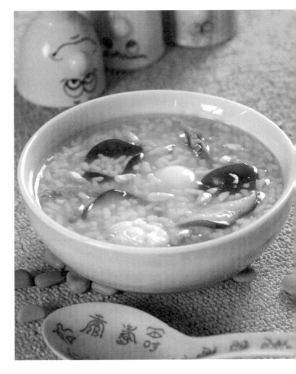

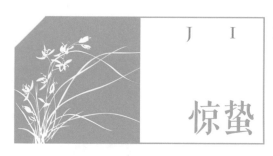

JINGZHE

惊蛰

养生原则：调和阴阳，平衡作息

〔提升气血，阴阳调和〕

惊蛰过后，各种病毒和细菌在度过了隆冬之后也异常活跃了起来。到了这个时期，人体的肝阳之气渐升，阴血相对不足，因此养生应顺应阳气长盛、万物始生的特点，使自身的精神、情志、气血也如春日一样舒展畅达、生机盎然。

〔平衡作息，调养饮食起居〕

惊蛰时的养生，要根据自然物候现象及自身体质差异进行精神、饮食、起居的调养。《黄帝内经》曰："春三月，此谓发陈，天地俱生，万物以荣。夜卧早起，广步于庭，披发缓行，以使志生"。这是说，春天早睡早起、慢步缓行，可以使精神愉悦、身体通达。

〔提高疾病预防意识〕

惊蛰是个春暖花开的季节，但同时又是个疾病多发的季节。因而，这一节气中必须做好一些疾病的预防工作。由于春季与肝相呼应，养生不当则易伤肝，所以需要重点保护肝脏。

惊蛰食补：温热健脾，多甘少酸

〔宜清淡饮食〕

惊蛰的饮食原则是培阴固阳，多吃清淡食物，再适当选用一些可以补正益气的食疗粥来增强体质，配以补品调养自身，有利于增强免疫力。

〔应适当多吃温热食物〕

虽然冬季已经过去，但仍有余寒未清，人体内的阳气已经苏醒，开始生发、壮盛，此时可以吃些温补的食物御寒助阳。例如韭菜、大蒜、洋葱、魔芋、香菜、生姜、葱，这些蔬菜性温、味辛，可以驱散风寒，还能抑制随着春暖而蠢蠢欲动的病菌。

〔应少吃酸味食物〕

中医认为春天里，人体的肝气容易亢奋，名医孙思邈有"春日应该省酸"之说。虽然适量酸味对补养肝气有益，但如果本身已经亢奋的肝再摄入过多的酸味，会造成肝气过旺的现象，反而伤肝，肝受损了势必伤及脾胃，因此乌梅、酸梅之类的食物要少吃。

〔应适当多吃甘味食物〕

甘味对补脾气有益，脾脏强健，同样可以辅助肝气。甘味食物具有滋养补脾、润燥补气血、解毒及缓解肌肉紧张作用，有助于脾的运化作用。性温味甘的食物有：谷类如糯米、黑米、高粱、燕麦；蔬果类如南瓜、扁豆、红枣、桂圆、核桃、栗子；肉类如牛肉；水产类如鲫鱼、鳝鱼。

起居养生：养眠忌怒，注意保暖

〔养足睡眠〕

人体的皮肤在寒冷的冬天里受到刺激，毛细血管收缩，汗腺和毛孔闭合。惊蛰过后，气温升高，身体的毛孔、汗腺、血管开始舒张，皮肤血液循环也旺盛起来。这样一来，供给大脑的血液就会相对减少。随着天气变暖，新陈代谢逐渐旺盛，耗氧量不断地加大，大脑的供氧量也就显得不足了。加上暖气温的良性刺激，使大脑受到某种抑制，因而人们就会感到困倦思睡，总觉得睡不够。因此惊蛰节气要保证充足的睡眠，为身体白天的活动提供足够的精力支持。

〔重在保暖〕

时值公历3月上旬，天气逐渐回暖，春雷开始震响，蛰伏在泥土里冬眠的生物感受到丝丝暖意，震惊而出。本节气时逢"九九"到九尽，但冷空气活动比较频繁，有时还会出现倒春寒的天气。老年人尤其要注意，应随天气冷暖变化增减衣服。

惊蛰养生健康菜

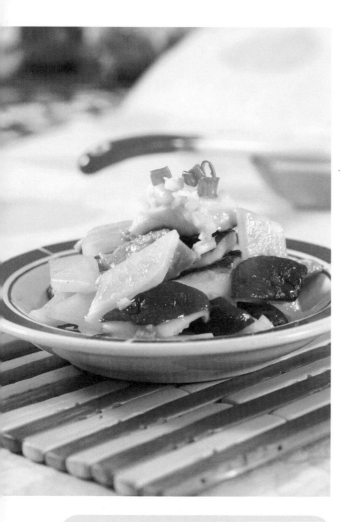

香菇炒笋片

材　料

水发香菇100克，去皮莴笋50克，火腿、盐、葱末、姜末、水淀粉、植物油各适量。

做　法

1 香菇、莴笋分别洗净，切成菱形片；火腿切片。

2 锅内倒入适量植物油烧热，下葱末、姜末炒香，放入香菇片、火腿片、莴笋片煸炒2分钟，再放适量水，转小火略烧3分钟，加盐调味，用水淀粉勾芡即可。

贴心小提示
Intimate tips

香菇素有"山珍之王"之称，是高蛋白、低脂肪的营养保健食品。香菇中麦角甾醇含量很高，可有效防治佝偻病。香菇多糖能增强细胞免疫能力，从而抑制癌细胞的生长。

山药中能够分解淀粉的淀粉糖化酶是萝卜中含量的3倍，胃胀时食用，有促进消化的作用，可以改善胃部不适症状，有利于增强脾胃消化吸收功能。

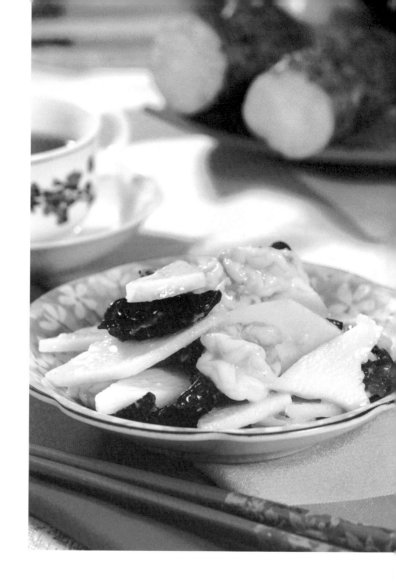

山药虾仁

材料

山药片150克，虾仁100克，水发黑木耳片50克，葱丝、姜丝、盐、料酒、醋、淀粉、胡椒粉、植物油各适量。

做法

1. 虾仁挑去沙线，洗净，用淀粉上浆挂糊。
2. 锅内倒入植物油烧至两成热，放虾仁滑熟，捞出，沥油。
3. 锅内留底油烧热，炒香葱丝、姜丝，放入黑木耳片、山药片、虾仁，加盐、醋、料酒、胡椒粉煸炒入味即可。

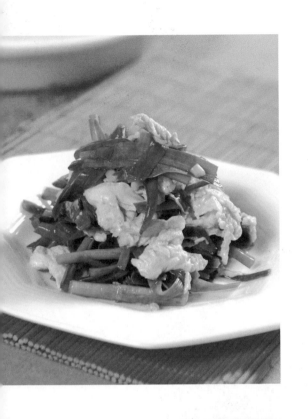

韭菜炒鸡蛋

材 料

韭菜300克，鸡蛋3个，盐、植物油各适量。

做 法

1 韭菜择洗干净，切成段；鸡蛋液中加盐搅成咸蛋液。

2 锅内倒入植物油烧至五成热，倒入蛋液炒成块，盛出。

3 锅内再倒植物油烧热，加入韭菜段、盐，炒至断生，放入鸡蛋块炒匀即可。

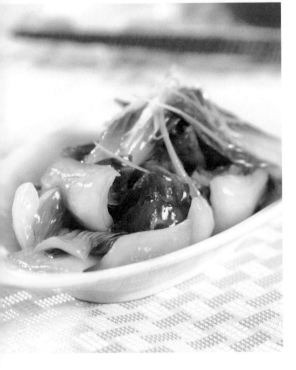

油菜炒牛肉

材 料

油菜250克，牛肉150克，植物油、葱丝、姜丝、盐、料酒、水淀粉各适量。

做 法

1 油菜洗净，切成段；牛肉洗净，切成小片。

2 锅置火上，倒入植物油烧热，放入葱丝、姜丝煸炒出香味，放入牛肉片，炒至变色，加入料酒、盐调味，放入油菜段炒至熟，用水淀粉勾芡即可。

四季豆炒肉丝

材 料

猪瘦肉丝、四季豆丝各250克，植物油、盐、水淀粉、料酒、味精、高汤、葱丝、姜丝各适量。

做 法

1 将四季豆丝放入沸水焯一下，捞出，沥水。

2 猪瘦肉丝用水淀粉、盐搅匀，入三成热植物油中滑透，捞出。

3 锅内再倒植物油烧至五成热，炒香葱丝、姜丝，放入四季豆丝炒至八成熟，加猪瘦肉丝、高汤、盐、料酒、味精炒匀入味，用水淀粉勾芡即可。

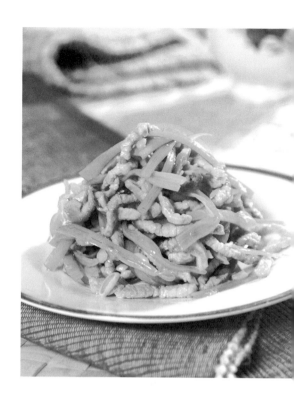

苋菜笋丝汤

材 料

苋菜150克，鲜冬笋丝70克，胡萝卜丝40克，香菇丝20克，植物油、姜末、料酒、高汤、盐、鸡精、香油各适量。

做 法

1 所有丝状食材和苋菜洗净，焯水，捞出沥干。

2 锅内倒入油烧热，下姜末、胡萝卜丝煸炒，烹入料酒炒匀，盛出。

3 汤锅内放适量高汤，大火烧沸后放入冬笋丝、香菇丝、苋菜和胡萝卜丝煮3分钟，加入盐和鸡精调味，淋入香油即可。

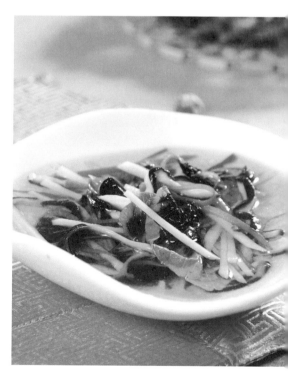

豆芽海带汤

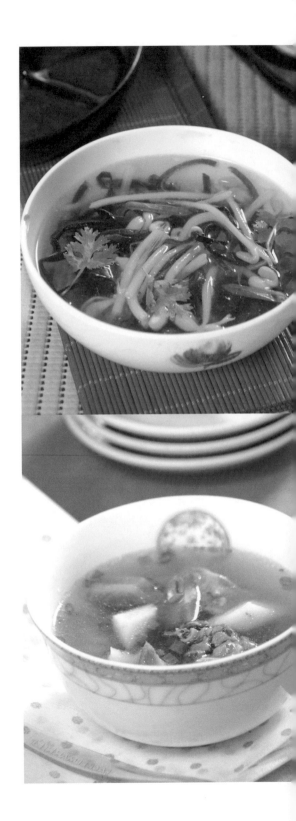

材 料

黄豆芽、水发海带各200克，香菜1根，植物油、葱段、姜片、料酒、盐、鸡精、胡椒粉、高汤各适量。

做 法

1 黄豆芽择去须根，洗净，焯水过凉；海带洗净，切丝，煮熟，过凉沥干；香菜洗净，切成小段。

2 锅内倒入植物油烧至四成热，放葱段、姜片煸香，倒入高汤，大火烧沸，放入黄豆芽、海带丝、料酒，煮沸后加入适量盐、鸡精和胡椒粉调味，撒上香菜段即可。

山药胡萝卜鸡汤

材 料

鸡翅根200克，山药、胡萝卜各100克，葱花、盐、料酒各适量。

做 法

1 鸡翅根洗净，剁成段，放入沸水中焯透，捞出，沥水；山药、胡萝卜去皮，洗净，切块。

2 汤煲中加清水，放入鸡翅根段、山药块、胡萝卜块煮沸，烹入料酒，转小火煮1小时，加盐调味，起锅，撒上葱花即可。

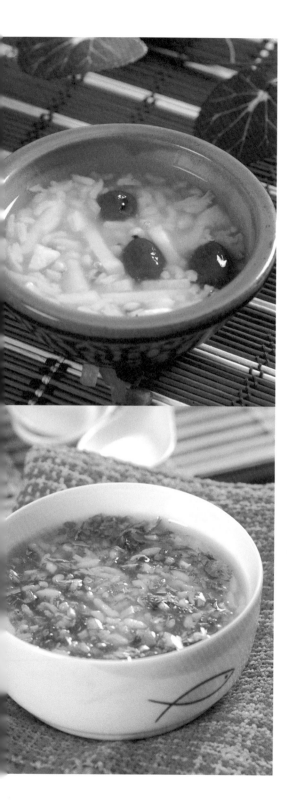

红枣糯米粥

材 料

山药、薏米、荸荠、红枣、糯米各适量，白糖适量。

做 法

1 山药去皮，洗净，切片；荸荠洗净，去皮，切丝；红枣洗净，去核；薏米、糯米分别洗净，在清水中泡1小时。

2 将山药片、薏米、荸荠丝、红枣、糯米一起放入锅中，加水煮粥，待粥成时，加入白糖调味即可。

荠菜粥

材 料

荠菜、大米各100克，盐适量。

做 法

1 荠菜择洗干净，切成碎末；大米淘洗干净。

2 锅内放入清水、大米，大火煮沸后加荠菜末，改用小火煮成粥，加入盐调味即可。

贴 心 小 提 示
Intimate tips

常食荠菜有助于提高机体的免疫功能，具有补虚、健脾、明目、止血的作用。

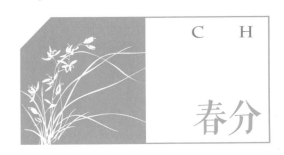

春分

养生原则：阴阳平衡，心平气和

〔保持阴阳平衡〕

人体养生应该因时而变，根据时节的变化改变养生方法，从生理和心理上保持人体的阴阳平衡状态，这是人们养生保健的关键。人的身体之所以会生病是因为阴阳失去平衡，造成阳过盛或阴过盛、阴虚或阳虚。只要设法使太过的一方减少，太少的一方增加，使阴阳再次恢复原来的平衡，疾病自然就会消失于无形了。

〔保持心平气和〕

我们在保持机体阴阳平衡的同时，还应注意保持自己内心状态的一种平和。春分是一个调养精神状态的良好时机，应注重保持愉快的心情，乐观的情绪非常重要。

在安神养气的时候注意请勿大喜大悲、情绪失控。怒伤肝，春季是保护肝脏的重要时节，应注意让肝气调畅。而情绪波动容易影响肝气的疏泄，加重肝脏负担。在春分这个节气，也是过敏性疾病、精神类疾病的好发时间。所以，春分前后，要注意避免情绪的波动，保持心胸开阔，并适当增加户外活动。

〔加强运动〕

《素问·至真要大论》中记载："谨察阴阳所在而调之，以平为期。"是说人体应该根据不同时期的阴阳状况，除了保障脏腑、气血、精气等器官的正常生理运动外，也要注意保持脑力、体力和体育运动的和谐一致，力求达到"供销"关系的平衡。而春分时节，春光明媚、百花盛开，正是到郊外踏青的极好时候，可在这个时节与亲朋好友结伴出行、锻炼体魄。

春分食补：健脾祛湿，寒热均衡

〔健脾祛湿〕

春分节气前后是万物生长的萌芽时期，人体血液也是如此，激素和血液都处于非常旺盛的阶段，因此这个时候比较容易患非感染性疾病，如高血压、痔疮、月经失调等。在此节气要注意饮食调养，根据自己的实际情况选择可以平衡机体功能的食物。

春分与惊蛰同属仲春，此时肝气旺，肾气弱，所以在饮食方面要戒食过多酸性的食物，多吃一些辛味食品。同时，由于肝气旺、易克脾土，而且春季雨水多、湿气重，饮食时也要注意健运脾胃、健脾祛暑。饮食上可多吃姜、葱、淮山药、枸杞子、土豆、花椰菜、荞面、鸡肉、鲤鱼、鲫鱼等食物。

〔多食用温补阳气的食物〕

春季饮食养生的要点以平肝息风、滋养肝阴为主。可选用扶助正气的补品，同时宜食清淡的食物；正确的补养之道以温补为佳，忌讳以热补助长阳气。以韭菜为例，《本草纲目》中说："韭叶热根温，功用相同，生则辛而散血，熟则甘而补中，乃肝之菜也。"所谓肝之菜，是说吃韭菜对肝的功能有补益效果。

民间用韭菜治病的方法很多，如恶心呕吐时，在半杯奶中加入韭菜汁两匙、姜汁少许，温服即可缓解呕吐的症状；韭菜炒虾米，对健肾利尿助阳也有帮助；若是阳痿、早泄，可用新鲜生韭菜洗净绞汁饮用，连续饮用一星期。

〔保持寒热均衡〕

可根据个人体质进行饮食搭配，如吃寒性食物鱼、虾，最好佐以温热散寒的葱、姜、酒等；食用韭菜、大蒜等助阳之物时，最好配以滋阴的蛋类。另外，春天肝气旺易伤脾，因此要注意多食甜味的食物，如红枣等；少吃酸味的食物以养脾，如番茄、柠檬、橘子等。

科学合理的膳食，有助于在春分时节调理机体阴阳平衡，助阳类菜肴配上滋阴食材一起食用，多吃甜少吃酸以养脾，都是为了达到阴阳互补之目的。

春分养生健康菜

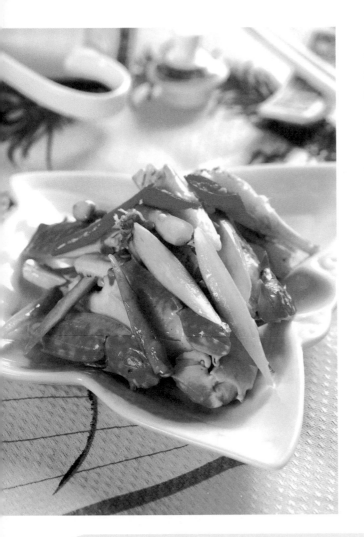

芦笋炒蟹腿

材 料

蟹腿肉150克, 芦笋200克,
红辣椒2个, 料酒、酱油、
盐、白糖、蒜末、植物油各
适量。

做 法

1 蟹腿肉洗净, 入沸水焯一
下, 捞出沥水; 芦笋削掉
根部粗皮, 洗净, 斜切成
段; 红辣椒洗净, 切片。

2 锅内倒入植物油烧热, 放
入蒜末炒香, 放入芦笋
段, 加少许水炒熟。

3 放入蟹腿肉和红辣椒片同
炒片刻, 加入料酒、酱
油、盐、白糖炒熟即可。

贴心小提示
Intimate tips

芦笋是世界十大名菜之一, 享有"蔬菜之王"的美称。芦笋中含有丰富的蛋白质和
维生素, 且这些物质的含量均高于一般果蔬, 具有调节机体代谢力, 提高免疫力的
功效。

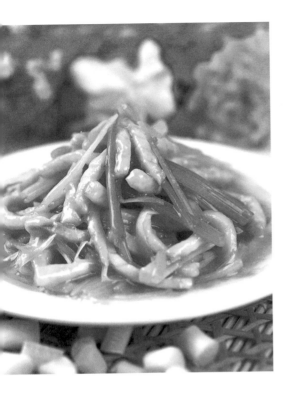

芹菜鱼丝

材料

青鱼肉丝200克，嫩芹菜段150克，胡萝卜丝50克，鸡蛋1个（取蛋清），植物油、高汤、淀粉、水淀粉、料酒、葱丝、姜丝、盐、香油各适量。

做法

1. 青鱼肉丝加蛋清、盐、淀粉拌匀上浆，放入三成热的油中滑至八成熟，捞出，沥油。
2. 锅内油烧热，炒香葱丝、姜丝，加芹菜段、胡萝卜丝炒至五成熟，加盐、高汤、青鱼肉丝、料酒炒匀，用水淀粉勾芡，淋香油即可。

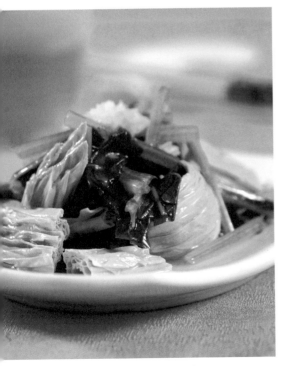

菠菜腐竹

材料

菠菜200克，腐竹150克，花椒粒、味精、盐、姜末、植物油各适量。

做法

1. 菠菜择洗干净，入沸水锅内焯一下，捞出，过凉，沥水，切段；腐竹用温水泡发，捞出，挤干水分，切成段，与菠菜段一起装盘。
2. 锅内倒入植物油烧热，放入花椒粒炸香，捞出花椒粒，制成花椒油。
3. 将花椒油、盐、味精撒在菠菜段和腐竹段上，拌匀，撒上姜末即可。

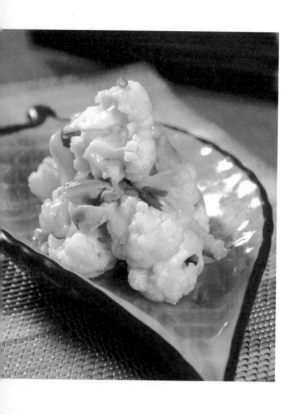

清炒鲜菇花椰菜

材料

蘑菇150克，花椰菜200克，葱花、盐、味精、水淀粉、植物油各适量。

做法

1 花椰菜洗净，掰成小朵，在沸水锅中焯至八成熟，捞出，沥干水分；蘑菇去蒂，洗净，切丁。

2 锅中倒入植物油烧至四成热，炒香葱花，下入蘑菇丁煸炒片刻，加入少许盐翻炒，再放入花椰菜炒熟，加味精调味，用水淀粉勾芡即可。

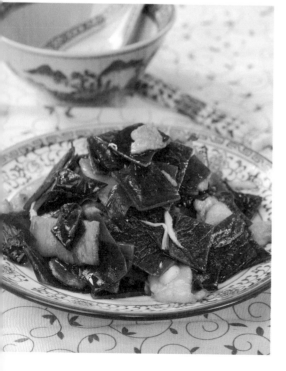

海带炒肉

材料

猪五花肉200克，水发海带250克，植物油、料酒、味精、盐、酱油、葱丝、蒜片、高汤各适量。

做法

1 海带洗净，切片，下沸水锅内焯一下，捞出，沥水；猪五花肉洗净，切成薄片。

2 炒锅置火上，倒入植物油烧至两成热，下猪五花肉片煸炒至变色，煎出一些油，再加入酱油、料酒、葱丝、蒜片、盐、少许高汤，继续煸炒，下海带片，煸炒至熟，放入味精调味即可。

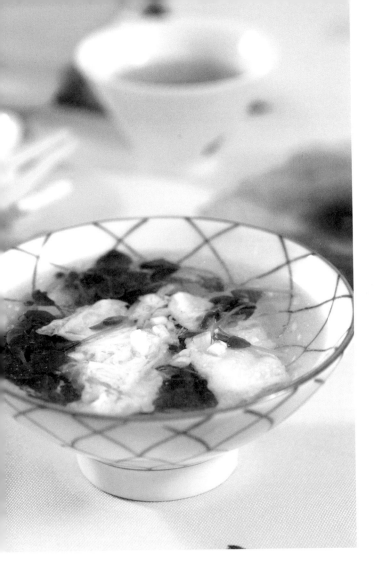

豌豆苗蛋汤

材料

豌豆苗200克，鸡蛋1个，葱花、盐、鸡精、香油各适量。

做法

1 豌豆苗洗净；鸡蛋磕入碗内，搅成蛋液。

2 锅置火上，加适量清水烧沸，放入豌豆苗、葱花搅拌均匀。

3 待锅内的汤再次沸腾时，淋入鸡蛋液迅速搅成蛋花，最后加入盐、鸡精和香油调味即可。

菠菜鸽片汤

材料

菠菜50克，鸽子肉100克，鸡蛋1个（取蛋清），盐、味精、淀粉、水淀粉各适量。

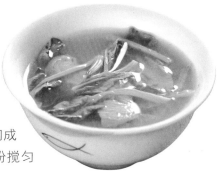

做法

1 菠菜择洗干净，切长段；鸽子肉洗净，切成片，放入碗中，打入鸡蛋清，放盐、淀粉搅匀上浆。

2 锅置火上，倒入适量清水烧沸，下入鸽子肉片，待其变白，放入菠菜段、盐、味精搅匀，用水淀粉勾薄芡即可。

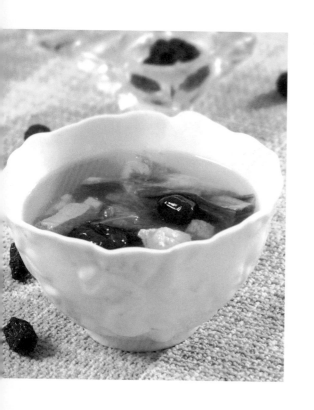

油菜红枣瘦肉汤

材料

油菜、猪瘦肉各100克，红枣50克，盐、味精、香油各适量。

做法

1 油菜洗净，逐叶掰开；猪瘦肉洗净，切块，放入沸水中焯去血水，捞出，沥水；红枣洗净，去核。

2 锅置火上，倒入适量清水煮沸，放入猪瘦肉块、红枣，大火煮沸后转用小火煲20分钟，放入油菜煮沸，加盐、味精调味，淋入香油即可。

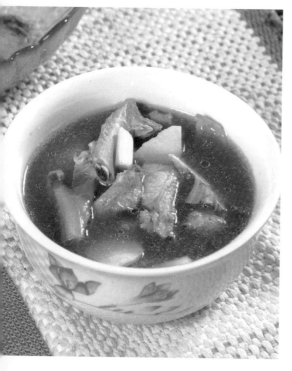

芥菜排骨汤

材料

猪小排段400克，芥菜块150克，土豆块100克，高汤、盐、味精、料酒、酱油、大料、桂皮、葱段、姜片各适量。

做法

1 猪小排段洗净，焯水，捞出，洗净。

2 炒锅加入高汤、猪小排段、料酒、大料、桂皮、葱段、姜片大火煮沸，撇去浮沫，改小火炖1小时；加土豆块，炖10分钟，加芥菜块、味精、盐、酱油炖至烂熟，拣出大料、桂皮、葱段、姜片即可。

红薯粥

材料
红薯200克，大米100克，白糖适量。

做法
1 红薯洗净，去皮，切成块；大米淘洗干净，用水浸泡半小时，捞出，沥水。
2 将红薯块、大米一同放入锅内，加入清水煮至黏稠熟烂，加入白糖调味即可。

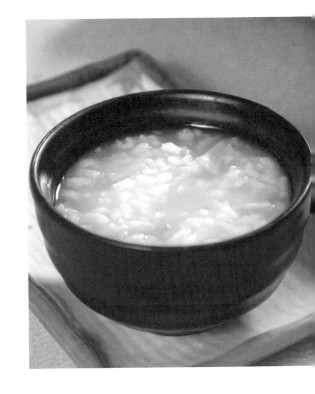

皮蛋瘦肉粥

材料
猪瘦肉、大米各100克，皮蛋2个，油菜叶50克，姜丝、鸡精、盐、胡椒粉、料酒、淀粉各适量。

做法
1 猪瘦肉洗净，切丁，加料酒和淀粉拌匀；大米洗净；皮蛋剥壳，洗净，切碎；油菜洗净，切成碎条。
2 大米放入锅内，加入清水，大火煮沸后转中火熬煮，待米粒煮至熟烂，放入姜丝和猪瘦肉丁煮熟，随后再放入切碎的皮蛋，放入切碎的油菜叶、盐、胡椒粉，加入鸡精调味即可。

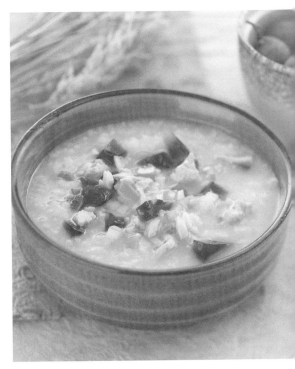

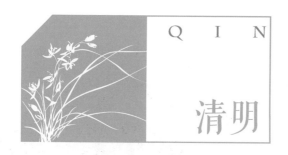

QINGMING

清明

养生原则：踏春游玩，警惕过敏

〔呼吸新鲜空气〕

清明是外出踏青的最佳时节，此时不仅能游览山水，还能呼吸到清新的空气，尤其是郊外的空气中含有大量有"空气维生素"之称的负离子，吸入人体后不仅能作用于末梢感受器官，调节大脑神经系统，还能促进细胞新陈代谢活动及肺的换气功能和造血功能，从而使人感到大脑清醒、精神振奋。

〔警惕过敏〕

花粉的传播程度跟湿度、温度和风速有很大关系，在春暖花开的时节，气温高、空气干燥、风速大，花粉的扩散量和速度也相应增大。所以，在春天花粉扩散的高峰期，特别是在大风天或天气晴好的日子，有花粉过敏症的人应少外出，少去公园等地，避开花朵茂盛的景点。特别是清明时期，万物抽芽，百花吐蕊，花香四溢，过敏性体质的人更易皮肤过敏，荨麻疹、敏性鼻炎、哮喘病，也都是这个节气的高发病。这时应在医生指导下，服抗过敏的中药以及维生素C等，如出现气粗、呼吸困难的要立即就医。

清明食补：多吃蔬果，清补养肝

〔多食新鲜蔬果〕

清明时节的养生注重与自然同气相求，应多食用当时、当季、当地产出的水果。这类水果与当地、当时的季节相适应，能帮助人体自我调节。这时应多吃韭菜等时令蔬菜，还有红薯、白菜、萝卜、芋头等具有温胃祛湿作用的蔬果，也适宜多吃。

〔清明时宜清补〕

清明正是冷空气与暖空气交替相遇之际，天气一会儿阳光灿烂，一会儿阴雨绵绵。人体往往因为湿气侵入而觉得四肢发麻，因此在饮食调理中，除了要利水排湿之外，还要适当养血舒筋。这里特别推荐桑葚薏米炖白鸽，此汤既利水渗湿，又养血舒筋，同时还有祛风止痛的功效，不燥不凉，是春天补益的良品，同时还能辅助治疗血虚风痹。像肩关节凝痛，伴有上肢麻痹、面色晦黄、头昏、耳鸣等都属于血虚风痹症症状。

〔清明时节重养肝〕

春季是养肝的重要时机，如果肝功能正常，人体的气机就会通畅，气血就会和谐，各个脏腑的功能也能维持正常工作。调养肝脏有养肝和清肝之分。清明时节也应该多食对肝脏有益的食物，滋补肝脏之不足或预防肝脏功能下降，这就是养肝。清明时，也可服一些滋补品，像银耳，甘平无毒，能润肺生津、益阴柔肝，常吃可达到柔肝养肺的效果。

起居养生：睡眠足，多备衣

〔睡眠充足〕

反常的睡眠时间是扼杀阳气的一大杀手。熬夜迟睡使阳气过度损耗，赖床不起也会使阳气受损。所以，一定要养成正确的睡眠习惯，才能顺应自然，达到身心健康。这个节气养肝最好的方法就是保证充足的睡眠。中医认为，肝是藏血的器官，而凌晨1：00~3：00是肝胆经调养时间，可养肝血，若准时就寝，获得适当充足的睡眠，血就能归藏于肝，使人天天都精神奕奕、活力百倍。

〔清明多备衣，保暖有方法〕

多雨是清明时节的特点，会有寒暖交替的情况出现。这一节气中对呼吸系统疾病要予以高度重视，不要过早换单衣，遵循"春捂秋冻"的养生原则，谨防感冒。俗话说，"二八月乱穿衣"，说的就是清明前后人们更换衣服总是过于频繁。这个时节的天气随时可能转变，特别是昼夜温差较大，应该准备一件可以随时穿脱的外套，根据温度随时穿脱，预防感冒。

清明养生健康菜

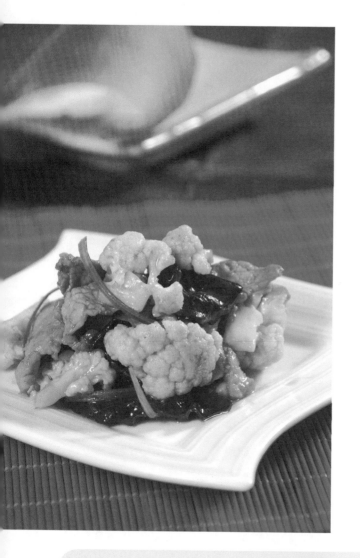

花椰菜炒肉片

材料

花椰菜100克，猪肉100克，水发黑木耳块50克，植物油、酱油、盐、味精、淀粉、水淀粉、料酒、葱丝、姜丝、蒜片各适量。

做法

1 花椰菜去柄洗净，掰成小块，入沸水焯烫，捞出，沥水；猪肉洗净，切片，用盐、淀粉、料酒拌匀。

2 锅内倒入植物油烧至三成热，下猪肉片滑炒至变色，捞出，沥油；锅留底油烧热，炒香姜丝、葱丝、蒜片，加猪肉片大火急炒，放入花椰菜块、黑木耳块炒熟，加盐、酱油、味精调味，用水淀粉勾芡即可。

贴心小提示
Intimate tips

此菜营养丰富，口舌干渴，消化不良，食欲不振，大便干结者宜食；少年儿童食用可增强抵抗力，促进生长发育，维持牙齿、骨骼和身体的正常功能。

荠菜炒腐竹

材 料

腐竹、荠菜各100克，植物油、葱段、姜片、盐、味精各适量。

做 法

1 腐竹用温水泡发，洗净，挤干水分，斜切成块；荠菜择洗干净。
2 锅内倒入植物油烧至六成热，加入姜片、葱段炒香；放入腐竹块，炒至八成熟，放入荠菜，加盐、味精调味即可。

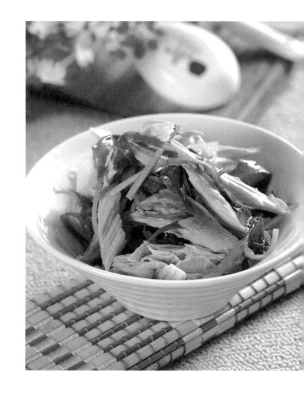

菠菜拌粉丝

材 料

菠菜300克，干粉丝10克，葱花、盐、鸡精、香油各适量。

做 法

1 菠菜择洗干净，入沸水中焯30秒，捞出，沥干水分，晾凉；干粉丝用温水泡发，切成长约10厘米的段，洗净，入沸水中煮熟，捞出，过凉，沥干水分。
2 取干净餐盘，放入菠菜段和粉丝段，放入葱花、盐、鸡精和香油调味，拌匀即可。

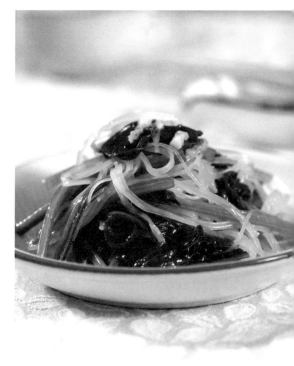

豆腐菠菜汤

材料

豆腐1小块，菠菜250克，虾米20克，植物油、高汤、盐、鸡精、酱油、香油、葱姜丝各适量。

做法

1 菠菜择洗净，焯水，捞出，切段；虾米洗净。

2 锅内倒入植物油烧至四成热，下豆腐块，煎至两面呈金黄色，加入高汤、虾米、盐、酱油、葱姜丝煮沸，撇去浮沫，放入菠菜段，加鸡精调味，淋上香油即可。

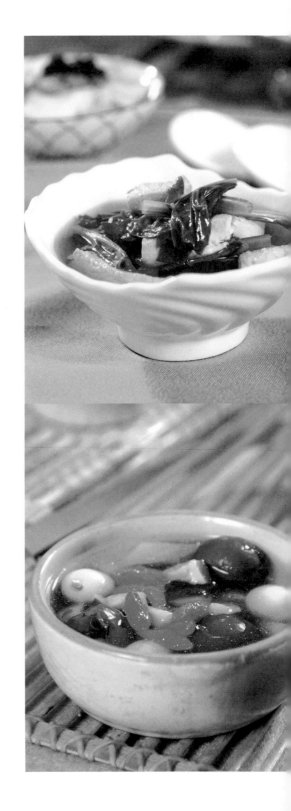

香菇红枣汤

材料

水发香菇100克，红枣、莲子各20克，枸杞子5克，盐、味精、姜片、高汤各适量。

做法

1 香菇、红枣、枸杞子均清洗干净，香菇切丁；莲子洗净，去芯，加入适量清水，入蒸锅中蒸至莲子熟烂，取出。

2 汤锅中倒入高汤煮沸，将蒸熟的莲子和汤一起倒入锅中，加入香菇丁、红枣、姜片，中火煮约半小时，放入枸杞子稍煮，加盐、味精调味即可。

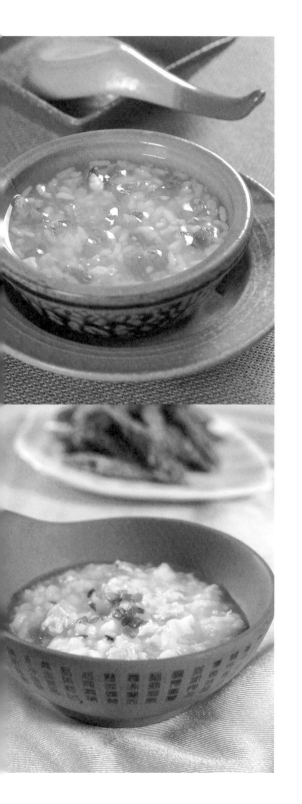

枸杞叶粥

材料

嫩枸杞叶25克，大米100克，盐、葱花各适量。

做法

1 枸杞叶择洗干净，切末。

2 大米淘洗干净，用盐稍腌。

3 取锅放入清水、大米，煮至粥将熟时，再加入枸杞叶末，煮几分钟后，加入葱花、盐调味即可。

口蘑香菇鸡肉粥

材料

口蘑、鲜香菇、鸡肉馅各50克，大米100克，植物油、葱末、料酒、盐、酱油、味精、高汤各适量。

做法

1 大米洗净，加高汤和水煮成粥。

2 口蘑、香菇均去蒂，洗净，切片；鸡肉馅加料酒、酱油，入热植物油锅中炒熟，盛出。

3 在煮好的粥中加入口蘑片、香菇片、盐、高汤，煮约15分钟，下鸡肉馅，搅匀，加入味精调味，撒上葱末即可。

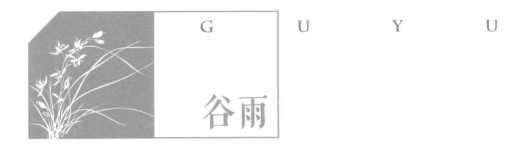

G U Y U

谷雨

养生原则：除湿防胃病，天暖防过敏

〔谷雨时节防神经痛〕

由于谷雨节气后降雨增多，空气中的湿度逐渐加大，因此这个时候是神经痛的发病期，如肋间神经痛、坐骨神经痛、三叉神经痛等，日常起居应做好防范工作。

〔过敏性体质需谨慎〕

由于天气转温，人们的室外活动增加，北方地区的桃花、杏花竞相开放，杨絮、柳絮四处飞扬，过敏体质的朋友此时应格外注意预防花粉症及过敏性鼻炎、过敏性哮喘等疾病。在饮食上应减少高蛋白质、高热量食物的摄入。

〔防胃病〕

谷雨时节，脾处于旺盛时期，脾的旺盛会使胃也强健起来，使消化功能处于旺盛状态。其实人体在每个季节交替的前18天内，都会处于这种状态，消化功能旺盛有利于营养的吸收，使身体能够适应下一季节的气候变化。可是饮食不当却极易使肠胃受损，所以这一时期也是胃病的易发期。胃病一般是指慢性胃炎与胃溃疡。

〔谷雨要除湿〕

谷雨后，降雨明显增多，空气中的湿度逐渐加大，此时养生要顺应自然环境的变化，通过人体自身的调节使内环境（人体内部的生理环境）与外环境（外界自然环境）的变化相适应，保持人体各脏腑功能的正常。要坚持加强体育锻炼，促进身体的新陈代谢，增加出汗量，运用物理方法排出体内的湿热之气，与外界达到平衡。

谷雨食补：疏肝清热，清淡调养

〔可多吃疏肝清热、益肺补肾之品〕

如枇杷、茉莉花、薏米、蜂蜜、桑葚、芝麻、花生、青瓜、蒜薹、杨梅、番茄、木棉花等。还可多进食冬瓜、土豆、扁豆、香蕉、菠萝、鸡蛋、鲫鱼、猪肉等健脾祛湿的食物。风寒湿痹之人忌食柿子、柿饼、西瓜、芹菜、生黄瓜、螃蟹、田螺、蚌肉、海带等生冷性凉的食物。热痹患者忌食胡椒、肉桂、辣椒、花椒、生姜、葱白、白酒等温热助火之品。

〔食用清淡养阳之品〕

春季风邪当令，风为阳邪，性走窜，易诱使一般宿疾复发，如高血压、哮喘、皮肤病及过敏性疾病等，故在饮食上应忌食发物，如螃蟹、虾、竹笋、公鸡、海鲜等。总之，春季饮食应掌握一个原则，食物宜由辛甘逐渐转为清淡养阳之品。

〔吃香椿正当时〕

谷雨前后的一段时间正是香椿上市的时节，这时的香椿醇香爽口，营养价值高。中医认为，香椿具有提高机体免疫力、健胃、理气、止泻、润肤、抗菌、消炎、杀虫之功效。但是鲜香椿中硝酸盐含量较高，在食用前应先用沸水焯一下。

起居养生：注意天气，适量运动

〔注意天气〕

谷雨节气中雨水较多，但也有一段时间处于干旱之中。所以风湿、眩晕、癣疮等症也极易发生。

另外，谷雨节气的气温虽以晴暖为主，但早晚仍有时冷时热之时，早出晚归的人更应加倍小心，避免不必要的疾患发生。总之，注意调养情志，合理饮食，就会减少疾病的发生。

〔起居有常〕

谷雨养生除了早睡早起、平心静气以养肝外，可选择静中有动的运动，如太极拳等，运动时不宜出汗过多，以免阳气外泄。

谷雨养生健康菜

荠菜炒百合

材　料

荠菜200克，百合50克，植物油、白糖、盐各适量。

做　法

1 百合洗净，用清水泡发透；荠菜择洗干净，切成碎末。

2 锅置火上，倒入植物油，大火烧至六成热，放入百合翻炒片刻，加入适量水，将百合炒熟，再加入荠菜末同炒，待百合稍烂时，加入适量白糖、盐调味即可。

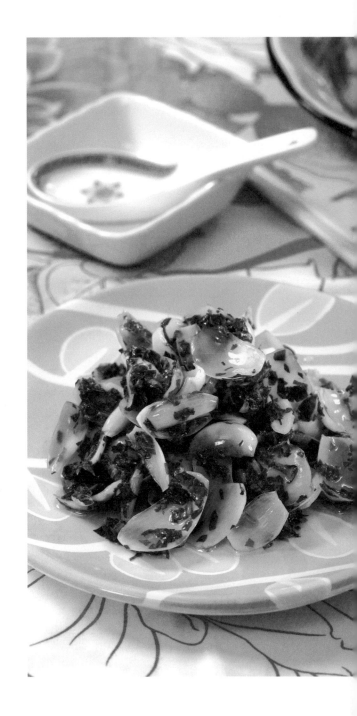

贴心小提示
Intimate tips

百合对秋季气候干燥引起的多种季节性疾病有一定的防治作用，还有养心安神、润肺止咳的功效，对病后虚弱的人非常有益。

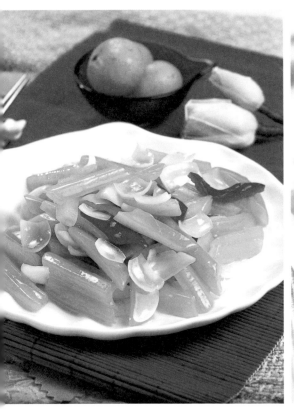

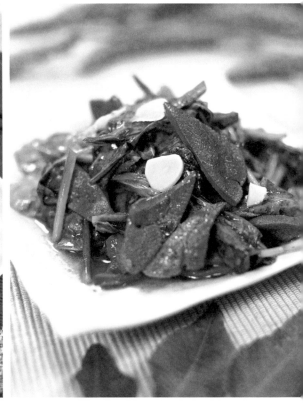

百合炒芹菜

材 料

芹菜500克，百合50克，红椒1个，植物油、高汤、盐、白糖、料酒、姜汁、味精、水淀粉、蚝油各适量。

做 法

1 芹菜择洗干净，切成长段；百合洗净，泡发；红椒洗净，切段。

2 锅内倒入植物油烧至六成热，放入芹菜段、红椒段翻炒，加入料酒、高汤、盐、姜汁煨透；加入白糖、味精、百合翻炒均匀，放入蚝油炒匀，用水淀粉勾芡即可。

菠菜炒猪肝

材 料

鲜猪肝200克，菠菜100克，味汁（蒜片、葱末、姜末、盐、酱油、料酒、醋、味精）、植物油、水淀粉各适量。

做 法

1 猪肝洗净，切薄片，置碗中，放入水淀粉搅匀；菠菜去根、老叶，掰开，洗净，切成长约5厘米的段。

2 锅置火上，倒入植物油烧至六成热，放入猪肝片煸炒，随即放入菠菜段和味汁，翻炒至熟即可。

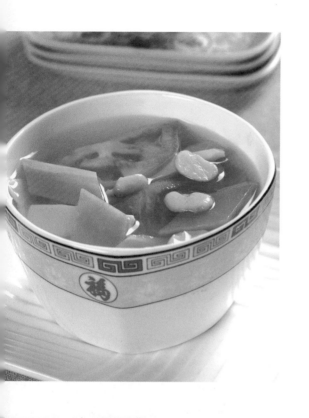

五色蔬菜汤

材 料

南瓜片、春笋片、番茄片、蚕豆瓣、莴笋片各50克，葱段、姜片、料酒、盐、味精、高汤、植物油各适量。

做 法

1 锅置火上，倒入植物油烧热，放入葱段、姜片煸香。

2 锅中加入高汤、料酒、南瓜片、春笋片、番茄片、蚕豆瓣、莴笋片煮沸，撇去浮沫，加入盐、味精调味，拣去葱段、姜片，起锅即可。

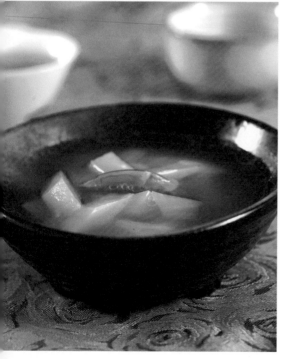

鲜虾莴笋汤

材 料

莴笋250克，鲜虾150克，葱花、姜丝、盐、鸡精、植物油各适量。

做 法

1 鲜虾洗净，剪去虾须，挑去沙线，洗净；莴笋去皮、老叶，洗净，切菱形块。

2 锅置火上，倒入适量植物油烧至七成热，加葱花、姜丝炒香，放鲜虾和莴笋块翻炒均匀，加适量清水煮至虾肉和莴笋块熟透，加入盐和鸡精调味即可。

菠菜鸡蓉粥

材 料

菠菜100克，鸡脯肉蓉75克，大米50克，盐适量。

做 法

1 菠菜择洗净，焯水，捞出，沥水，切末；大米淘洗干净。

2 锅置火上，加入大米和适量清水，大火熬煮至粥沸后，转小火熬煮30分钟至粥黏稠，加入鸡脯肉蓉和菠菜末，继续小火熬煮几分钟至全部成熟，加盐调味即可。

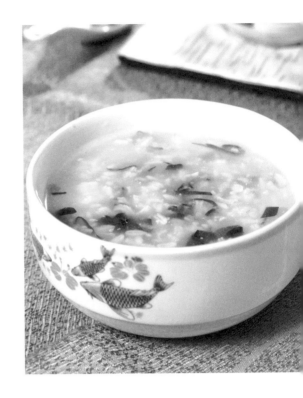

鸡肉油菜粥

材 料

鸡脯肉50克，大米15克，油菜、植物油、盐各适量。

做 法

1 大米洗净，浸泡1小时；油菜洗净，切末；鸡脯肉洗净，剁成蓉。

2 锅置火上，加入大米和清水，大火煮沸，再转小火将粥煮至黏稠。

3 另取一锅，倒入植物油烧至两成热，放入鸡脯肉蓉煸炒至熟。

4 将炒好的鸡脯肉蓉放在大米粥中，煮10分钟左右，撒入油菜末煮1分钟，加盐调味即可。

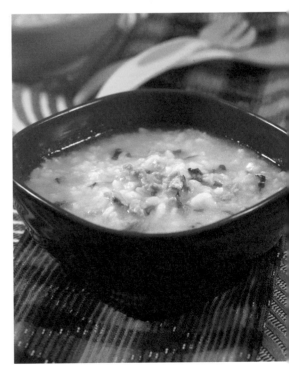

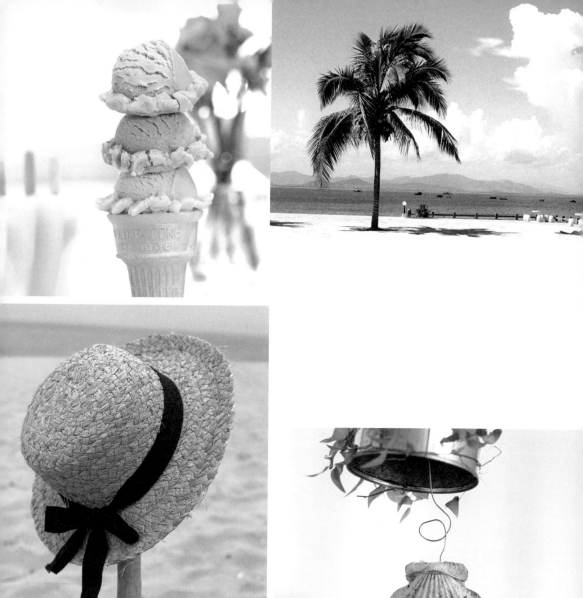
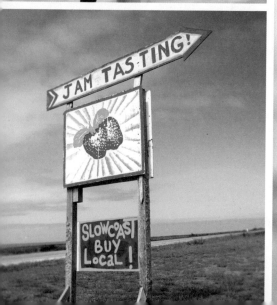
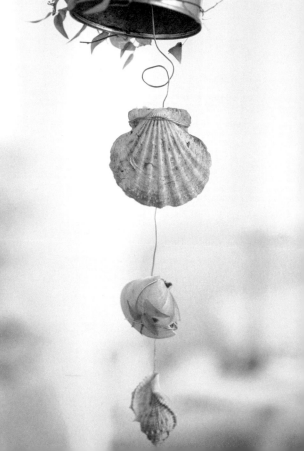

立夏	公历5月5日或6日
	斗指东南，维为立夏，万物至此皆长大，故名立夏。
小满	公历5月21日或22日
	夏熟作物开始饱满，但还未成熟。
芒种	公历6月5日或6日
	五月节，唯有芒之种谷可稼种矣。
夏至	公历6月21日或22日
	北半球一年中白昼最长的一天。
小暑	公历7月7日或8日
	小暑为小，小暑养生热，但还没到最热。
大暑	公历7月23日或24日
	一年中最热的时期，气温高，作物成长快。

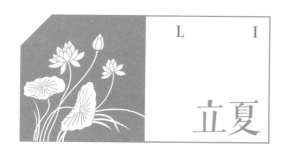

L I X I A

立夏

养生原则：养护心脏，做慢养生

〔养护心脏〕

心为阳脏而主阳气，也就是说心为阳中之太阳，心的阳气能推动血液循环，维持人的生命活动，使之生机不息，而心与夏气相通应，即心阳在夏季最为旺盛，功能最强。

立夏在农历四月前后，天气渐热，植物繁盛，此季节有利于心脏的生理活动，人在与节气相交之时故应顺之，是养护心脏的最好时机。

〔保持平和心态〕

立夏以后，天气转热，中医学认为："暑易伤气"、"暑易入心"。在盛夏暑日，尤其要重视精神养生，因为神气充足则人体的机能旺盛而协调，神气涣散则人体的一切机能遭到破坏。《医书》中记载："善摄生者，不劳神，不苦形，神形既安，祸患何由而致也。"因此，应重视精神的调养，保持神清气和、心情愉快的状态，切忌大悲大喜，使机体的气机宣畅，通泄自如，情绪向外，以免伤心、伤身、伤神，尤其是老年人更要做到这一点。这是适应夏季的养生术。

〔做慢运动〕

立夏时节，可选一些相对平和的慢运动来做，如打太极拳、散步、慢跑等。因为立夏后，随着气温的升高，人体容易出汗，汗为心之液，此时如果再做剧烈运动，容易造成机体缺水。因此，立夏时节的运动不宜过于剧烈，以免过度汗出，同时运动后要适当饮温水，以补充体液。平时也应多喝水，多吃养阴生津之品，如各种瓜果蔬菜，因为气温高、出汗多，如果人体失去过多水分，又不能及时补充，血液易黏稠。也可用葛根10克、山楂5克泡水饮。

立夏食补：宜多吃清热生津的食物

〔多食酸、少食苦〕

立夏是阳气渐长、阴气渐弱的时节，因此人体的肝气渐弱，心气渐强，此时应多吃酸味食物，如鱼、豆类、芝麻、洋葱、圆白菜、小米、玉米、山楂、香瓜、桃等，少吃苦味食物，以补肾助肝，调养胃气。

多食生津止渴的食物。夏季因天气炎热而容易出汗，导致体内水分流失，消化系统功能降低。此时宜多吃稀食，如早晚进餐时食粥，午餐时喝汤，这样既能生津止渴、清凉解暑，又能补养身体。在煮粥时还可加入一些荷叶、绿豆等具有消解暑热、养胃清肠、生津止渴作用的食物。

〔吃一些清热利湿的食物〕

平时还应多吃一些清热利湿的食物，如西瓜、桃、乌梅、草莓、番茄、冬瓜、莼菜、黄瓜等。鲤鱼就是很好的利湿食物。立夏时节应少吃动物内脏、肥肉以及过咸的食物，如咸鱼、咸菜等。

〔饮食要清淡〕

中医认为立夏后阳气上升，天气逐渐升温，如果此时人们还多吃油腻、易上火的食物，就会造成身体内外皆热，而出现痤疮、口腔溃疡、便秘等病症。

起居养生：多通风，多午睡

〔居室通风消毒〕

立夏以后，人的新陈代谢开始活跃起来。室外活动愈加频繁，活动量增大，加上夏季昼长夜短，所以要调适好作息时间来顺应立夏节气以达到养生的功效。居室应保证通风，阳光照射过强的话可以拉上浅色窗帘避光。居室还要加强消毒工作，防止各种病菌的滋生。

〔坚持午睡〕

立夏以后，人在午后困意颇大，应顺应此气节坚持午睡。研究表明，午睡可以预防多种心脏病的发生，如冠心病、心肌梗死等。午睡时间要因人而异，一般以半小时到1小时为宜，长时间午睡会使人感觉没有精神。

立夏养生健康菜

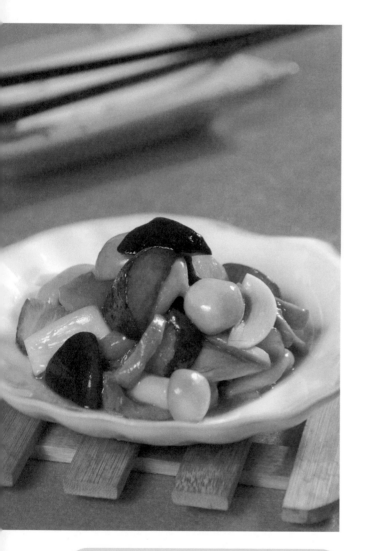

黄瓜炒杂菇

材 料

黄瓜300克，鲜平菇、口蘑、鲜香菇各100克，盐、植物油、酱油、蒜片、白糖各适量。

做 法

1 平菇、口蘑、香菇分别去蒂，洗净，切块；黄瓜洗净，切大块，用盐腌渍。
2 锅内倒入油烧热，倒入所有菌菇块炒5分钟；倒入适量酱油，加蒜片、盐、白糖、黄瓜块炒透即可。

贴心小提示
Intimate tips

黄瓜清热利水、解毒消肿、生津止渴；菌菇通便排毒；二者是夏季祛火清热的好食材。

番茄草菇

材 料

小番茄150克，草菇200克，柿子椒、料酒、酱油、白糖、盐、水淀粉、味精、植物油各适量。

做 法

1 小番茄洗净，切成两半；草菇洗净，切成两半，焯水，捞出；柿子椒洗净，去蒂、籽，切片。

2 锅置火上，倒入植物油烧热，放入草菇块、料酒、酱油翻炒，放入番茄块炒至将熟，放入柿子椒片翻炒至熟，加白糖、盐、味精调味，用水淀粉勾芡即可。

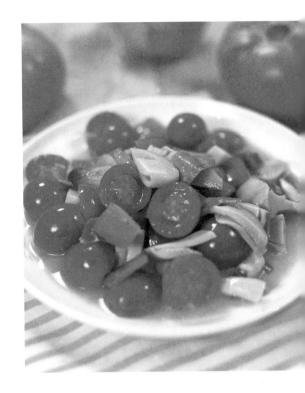

双椒炒鸡蛋

材 料

青椒块、红椒块各100克，鸡蛋3个，盐、白糖、高汤、水淀粉、植物油、葱段、姜丝、蒜末各适量。

做 法

1 鸡蛋磕入碗中加少许盐打散，入温油锅中炒熟，盛出。

2 锅内留底油烧热，炒香葱段、姜丝、蒜末，下青椒块、红椒块翻炒几下，倒入鸡蛋块、盐、白糖、高汤，翻炒均匀，再用水淀粉进行勾芡即可。

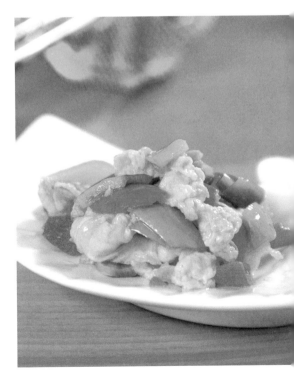

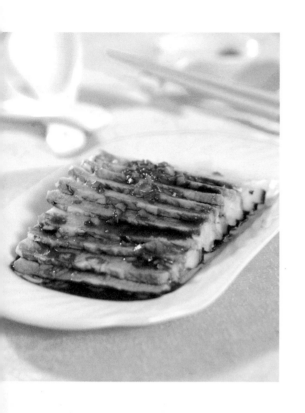

蒜泥白肉

材 料

猪肉500克，蒜泥50克，酱油、冰糖、红油、大料、盐各适量。

做 法

1 猪肉洗净，煮熟，在锅中浸泡至温热，捞出，沥干，切薄片，装盘；蒜泥加入盐和煮猪肉的原汤，调成稀糊状。

2 锅置火上，放酱油、冰糖、大料，小火熬成浓稠状酱料。

3 将蒜泥、酱料、红油兑成味汁，淋在肉片上即可。

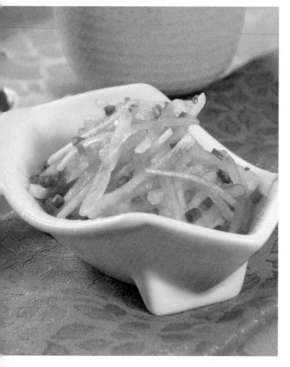

凉拌西瓜皮

材 料

西瓜皮200克，葱花、香油、白糖、盐、鸡精各适量。

做 法

西瓜皮去表皮、瓤，洗净，切成条，入沸水焯熟，捞出，沥水；加入香油、葱花、白糖、盐、鸡精拌匀即可。

贴心小提示
Intimate tips

本菜也可用白糖和醋对西瓜皮进行腌渍，若用白醋腌渍则色泽更佳。

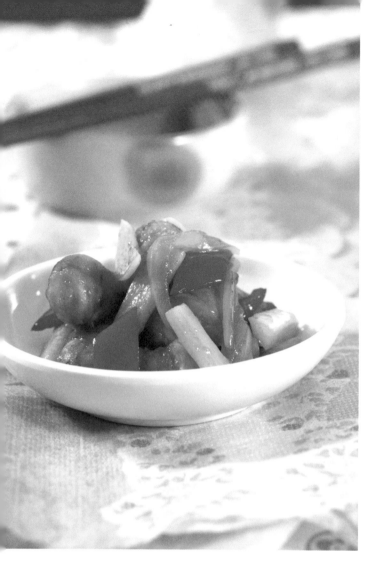

芦笋虾仁

材 料

虾仁400克，芦笋200克，洋葱丝50克，红椒1/2个，蒜片、蚝油、酱油、料酒、味精、植物油各适量。

做 法

1 虾仁洗净，去除沙线；芦笋洗净，去皮，切成小段；红椒洗净，去蒂、籽，切薄片。

2 锅内倒入油烧热，放入洋葱丝、蒜片、红椒片炒香；加入虾仁、芦笋段、酱油、蚝油、料酒、味精，大火快速炒熟即可。

蒜香茄子炒墨鱼柳

材 料

茄子300克，墨鱼200克，豇豆100克，干红辣椒段、蒜蓉、味精、酱油、盐、植物油各适量。

做 法

1 墨鱼洗净，切条，焯水；茄子洗净，去皮，切条；豇豆择洗净，切段，焯熟，沥水。

2 锅内倒入植物油烧热，茄子条过油，捞出。

3 锅中留底油，炒香蒜蓉、干红辣椒段，放入墨鱼条炒片刻，加茄子条、豇豆段炒至熟，加酱油、味精、盐调味即可。

竹荪黄瓜汤

材 料

黄瓜100克，鲜竹荪150克，小白菜20克，盐、味精、高汤、姜片各适量。

做 法

1 竹荪用清水浸泡4小时，洗净，切段；黄瓜洗净，切成片；小白菜择去黄叶，洗净，切段。

2 锅置火上，倒入高汤，大火煮沸，放入竹荪段、姜片，小火煮约半小时，放入黄瓜片、小白菜继续煮3分钟，加盐、味精调味即可。

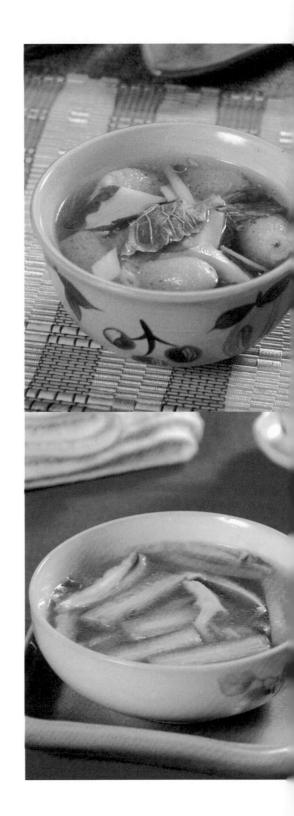

鲜蘑丝瓜汤

材 料

丝瓜300克，鲜蘑菇条100克，盐、料酒、植物油、水淀粉、高汤、味精各适量。

做 法

1 丝瓜削皮，洗净，切条，入热油锅炒至变色，盛出。

2 锅中倒入高汤，放丝瓜条、鲜蘑菇条、料酒、盐，大火煮沸，改小火焖至鲜蘑菇条熟软，再转大火，加味精调味，用水淀粉勾薄芡即可。

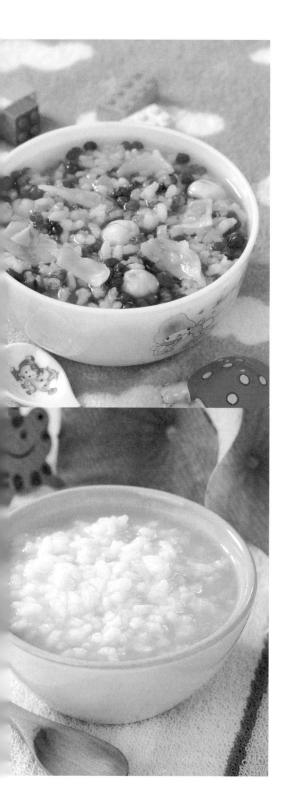

莲子绿豆粥

材　料

大米200克，干百合25克，莲子、绿豆各50克，冰糖适量。

做　法

1 干百合用温水泡发透，洗净，切丁；莲子洗净，泡发后去芯；大米、绿豆分别洗净。

2 煲锅内加适量清水烧沸，放入大米、莲子、绿豆，用大火煮沸，再用中火熬煮30分钟，放百合丁、冰糖煮稠即可。

清热荷叶粥

材　料

鲜荷叶5克（也可用干荷叶泡发），大米50克，白糖适量。

做　法

1 鲜荷叶洗净，切末；大米洗净。

2 沙锅内加入适量清水，放入荷叶末煮沸，将汁沥出，留用。

3 清水锅中放入大米大火烧沸，再用小火熬煮，待粥将好时再倒入荷叶汁，煮至粥成，加入适量白糖调匀即可。

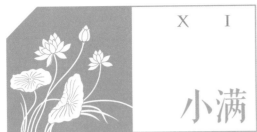

XIAOMAN

小满

养生原则：防皮肤病，强正气

〔谨防皮肤疾病〕

　　小满节气正值五月下旬，气温明显增高，雨量增多，所以这一节气中，要注意气温变化大，雨后要添加衣服，不要受风着凉而患感冒。又由于天气多雨潮湿，若贪凉卧睡必将引发风湿症、湿性皮肤病等疾病。在小满节气的养生中，我们要特别提出"未病先防"的养生观点。就是在未病之前，做好各种预防工作，以防止疾病的发生。

〔增强机体的正气〕

　　中医学认为，人与外界环境也是息息相关的，人类要掌握自然规律，顺应自然界的变化，保持体内外环境的协调，才能达到防病保健的目的。疾病的发生关系到正气与邪气两个方面的因素。邪气是导致疾病发生的重要条件，而人体的正气不足则是疾病发生的内在原因和根据，但不否定外界致病因素在特殊情况下的主导作用。因此，"治未病"应该从增强机体的正气和防止病邪的侵害这两方面入手。

小满食补：清淡健胃，多吃苦味食物

〔多吃健胃食物〕

　　夏季蔬菜水果相对比较多，保证清洁卫生的条件下能生吃的尽量生吃，如果想增加食欲，可以适当吃点苦味的食品，苦味食品不仅有清火的作用，同时淡淡的苦味还能增进食欲，有健胃的作用。

　　另外，要适当补充蛋白质，清蒸鱼最好。蛋白质来源主要有两种，一种是动物蛋白质；一种是植物性蛋白质，也就是豆类，摄取豆类食物，可吃豆腐、喝豆浆、喝豆粥、吃豆腐皮等。

〔清淡清爽饮食可防皮肤病〕

此节气是皮肤病的易发期，所以饮食调养宜以清爽清淡的素食为主，常吃具有清热利湿作用的食物，如红小豆、薏米、绿豆、冬瓜、丝瓜、黄瓜、芦笋、黄花菜、水芹、荸荠、黑木耳、藕、胡萝卜、番茄、草鱼、鸭肉等；忌食甘肥滋腻、生湿助湿的食物，如动物脂肪、酸涩辛辣、性属温热助火之品及油煎熏烤之物，如葱、蒜、姜、芥末、胡椒、辣椒、茴香、桂皮、韭菜、茄子、虾、蟹及牛、羊、鹅等。

〔清热、凉血、解毒就选苦菜〕

苦菜具有清热、凉血和解毒的功效。小满前后也是吃苦菜的时节。《本草纲目》讲："苦菜，久服，安心益气，轻身、耐老。"古代的养生家建议，夏日不妨多吃点"苦"，对人体健康有益。史书《周礼》中记载："凡和，春多酸，夏多苦，秋多辛，冬多咸……以甘养气"；《本草备要》也指出："苦能泻热而坚肾，泻中有补也。"

起居养生：注意睡眠，不做剧烈运动

〔睡眠的注意事项〕

小满后，由于昼长夜短，睡眠不好，身体容易疲倦。夏天睡觉时不要为贪图凉快而睡在冷地板或凉席上，以免湿气侵入筋脉，导致风湿病，或头重身痛，或生痛疔疮。也不可随意坐在晒热的椅凳和砖石上，以免热毒侵入肌肤，而导致患坐板疮或生毒疖。

〔洗冷水澡〕

小满后，天气变得越来越热，此时可适当洗一洗冷水浴，这样能增强机体的新陈代谢和免疫力，同时还能消耗体内的热量，帮助减肥。但应注意，体质弱、高血压、关节炎者不宜洗冷水浴。

〔应避免做多出汗的运动〕

锻炼项目以散步、慢跑、打太极拳等最为合适。根据"春夏养阳"的原则，不宜做过于剧烈的运动，因为剧烈运动可致大汗淋漓，不但伤阴，也伤阳气，应当以刚出汗为度。锻炼时间不宜过长，每次30～40分钟。

小满养生健康菜

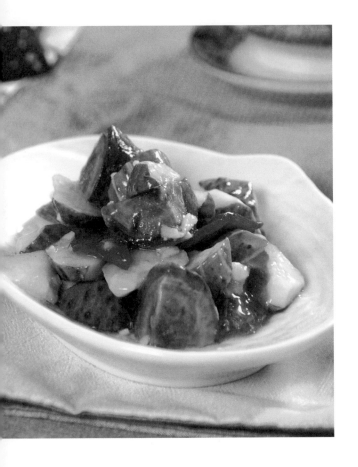

皮蛋炒黄瓜

材 料

黄瓜250克，皮蛋、红椒各1个，葱末、姜末、盐、白糖、鸡精、植物油各适量。

做 法

1 黄瓜洗净，对剖，切成滚刀块；皮蛋稍蒸，剥去壳，洗净，切成8块；红椒洗净，去蒂、籽，斜切成片。

2 锅内倒入植物油烧至六成热，炒香葱末、姜末，放入皮蛋块，小火翻炒至皮蛋起小泡，放入黄瓜块、红椒片、白糖翻炒，见红椒片发亮油润时，加入盐和鸡精调味即可。

肉末炒茄子

材 料

猪瘦肉100克，茄子500克，植物油、酱油、盐、葱姜丝、蒜末、高汤各适量。

做 法

1 茄子洗净，去皮，切成小方丁；猪瘦肉洗净，切成碎末。

2 锅置火上，倒入植物油烧热，炒香葱姜丝，下入猪瘦肉末煸炒至变色，加入酱油拌匀，下入茄子丁、盐、蒜末、少许高汤炒匀，盖上锅盖，中火烧至茄子熟透入味即可。

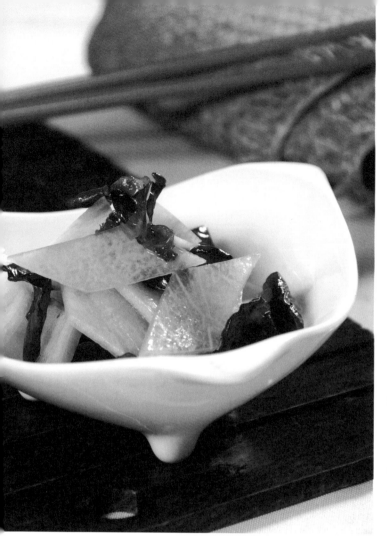

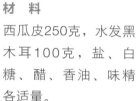

材 料

西瓜皮250克，水发黑木耳100克，盐、白糖、醋、香油、味精各适量。

木耳拌西瓜皮

做 法

1 西瓜皮去除绿色表皮、内瓤，洗净，切成菱形片，撒上盐腌渍20分钟左右；黑木耳去蒂，洗净，撕成小朵，入沸水锅中焯熟，捞出，过凉，沥干水分。

2 将腌渍好的西瓜皮片沥水，放入黑木耳，加入白糖、醋、香油、味精拌匀即可。

贴心小提示
Intimate tips

鲜黑木耳中含有的卟啉性物质会随血液循环分布到人体表皮细胞中，人体受太阳照射后，会引发植物日光性皮炎，食用时应注意。但干黑木耳经加工干燥，不利成分已被去除，可放心食用。

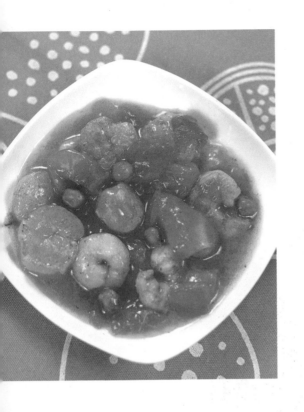

番茄炒虾仁

材 料

虾仁200克，番茄100克，鸡蛋1个，豌豆30克，植物油、盐、白糖、料酒、淀粉、水淀粉、高汤各适量。

做 法

1 虾仁洗净，去沙线，取鸡蛋液、盐和淀粉拌匀上浆；番茄洗净，去蒂、皮，切小丁；豌豆洗净。

2 炒锅内倒入植物油烧至两成热，下虾仁滑熟捞出。

3 锅内留余油烧热，下番茄丁和豌豆煸炒片刻，加料酒、盐、白糖、高汤烧沸，放虾仁翻炒片刻，用水淀粉勾芡即可。

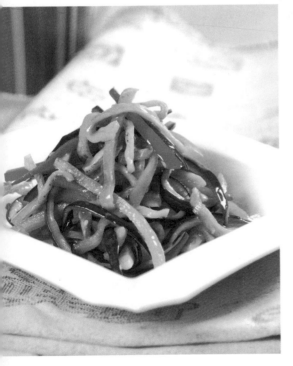

双椒炒茄丝

材 料

茄子300克，青椒丝150克，红椒丝100克，葱丝、姜丝、醋、白糖、盐、味精、香油、植物油各适量。

做 法

1 茄子洗净，切成细丝，用盐腌渍，沥水。

2 锅内倒入植物油烧热，炒香葱丝、姜丝，下入青椒丝、红椒丝、茄丝翻炒片刻，加入盐、醋、白糖炒匀至熟，加入味精调味，出锅前淋入香油即可。

松仁茼蒿

材 料

茼蒿300克,松子仁100克,植物油、盐、料酒、鸡精、水淀粉、葱末、姜末、蒜末各适量。

做 法

1 茼蒿择洗干净,放入沸水中焯烫片刻,捞出沥水。

2 锅内倒少许植物油烧至两成热,把松子仁放入锅中,用小火炒至稍见黄色,盛出。

3 锅置火上,倒入适量油烧热,放葱姜末炒香,放茼蒿翻炒,加料酒、盐、鸡精,撒上松子仁,用水淀粉勾薄芡,最后放蒜末即可。

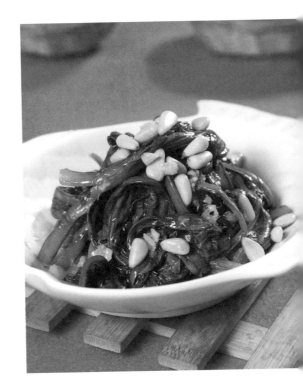

黄瓜豆腐汤

材 料

黄瓜250克,豆腐500克,盐适量。

做 法

1 黄瓜洗净,切片;豆腐用清水泡30分钟,捞出,洗净,切厚片。

2 将豆腐片放入汤锅中,加入适量清水煮沸,放入黄瓜片,煮沸后,关火,加入适量盐调味即可。

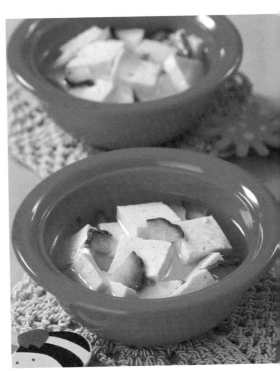

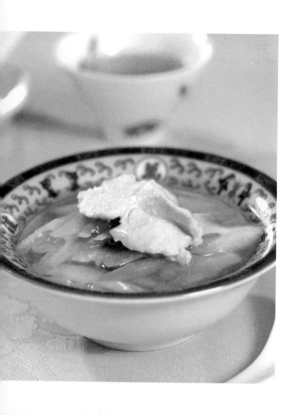

苦瓜肉片汤

材 料

苦瓜200克，熟猪瘦肉片100克，葱段、姜片、料酒、盐、鸡精、植物油、高汤各适量。

做 法

1 苦瓜洗净，切块，去瓤，放入沸水锅中焯一下，捞出，晾凉，切片。

2 锅内倒入油烧热，放葱段、姜片炒香，加料酒、苦瓜片稍煸炒，加高汤、熟猪瘦肉片，烧沸后加盐、鸡精调味，拣去葱段、姜片即可。

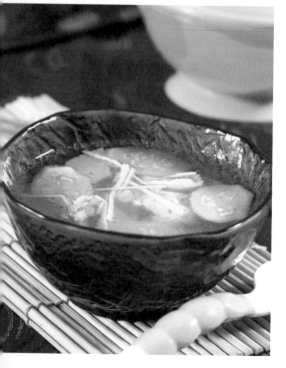

丝瓜虾仁汤

材 料

丝瓜200克，虾仁100克，火腿50克，植物油、料酒、姜丝、葱末、盐各适量。

做 法

1 虾仁去沙线，洗净，加入料酒、盐拌匀，腌渍10分钟；丝瓜去皮，洗净，切片；火腿切片。

2 锅中倒入植物油烧热，下姜丝、葱末炒香，再倒入虾仁翻炒片刻，加适量清水，转中火煮至汤沸时，放入丝瓜片和火腿片，转小火再煮至虾仁、丝瓜片熟，加盐调味即可。

荷叶薏米陈皮粥

材料

薏米、大米各30克，鲜荷叶、陈皮各10克，白糖适量。

做法

1 陈皮、薏米、大米、荷叶分别洗净；陈皮、荷叶均切碎。

2 将陈皮碎、薏米、大米在沸水锅中同煮30分钟，至粥熟，加入荷叶碎继续中火煮5分钟，加入白糖调味即可。

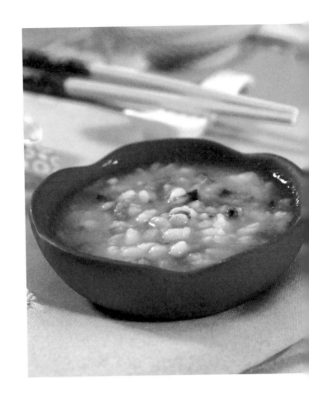

青蒿绿豆粥

材料

青蒿5克，西瓜翠衣60克，鲜荷叶10克，绿豆30克，赤茯苓12克。

做法

1 将青蒿（或用鲜品绞汁）、西瓜翠衣、赤茯苓均洗净，共煮沸，去渣取汁。

2 绿豆清洗干净，与荷叶同煮为粥；待粥成时，将前面取的汁兑入，稍煮即可。

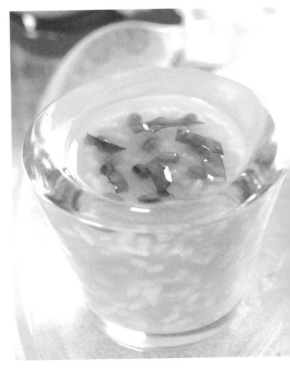

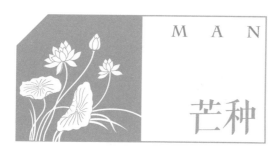

MANGZHONG

芒种

养生原则：勿受寒，平情绪

〔小心受寒〕

中国的端午节多在芒种日的前后，民间有"未食端午粽，破裘不可送"的说法。此话告诉人们，端午节没过，气温还会有冷的时候，御寒的衣服不要脱去，以免受寒。

〔保持情绪稳定〕

芒种的养生重点要根据季节的气候特征，在精神调养上应该使自己的精神保持轻松、愉快的状态，忌恼怒忧郁，这样可使气机得以宣畅，通泄得以自如。

〔汗后勿洗冷水澡〕

为避免中暑，芒种后要常洗澡，这样可使"阳热"易于发泄。但须注意的一点，在出汗时不要立即用冷水洗澡，中国有句老话，"汗出不见湿"，若"汗出见湿，乃生痤疮"。在洗浴时如果采用药浴，则会达到更好的健身防病的目的。

〔常游泳〕

在夏季，游泳可以增强机体对外界的反应能力，提高耐寒及抗病能力，改善肩背及关节功能。

芒种食补：饮食清淡，忌辛热

〔多食清淡食物〕

饮食调养方面应清补，勿过咸、过甜。唐朝的孙思邈提倡人们"常宜轻清甜淡之物，大小麦曲，粳米为佳"。老年人因机体功能减退，饮食更应以清补为主，辅以清暑解热护胃益脾和具有降压、降脂功能的食品。对女性而言，应少吃辛热，多吃一些清利热湿之品如绿豆，还应常吃健脾利湿之品，以防妇科病缠身。

历代养生家都认为夏三月的饮食宜清补，可多吃新鲜蔬菜、瓜果等，如蔬菜、豆类可提供人体所必需的糖类、蛋白质、脂肪和矿物质等营养素及大量的维生素，维生素又是人体新陈代谢中不可缺少的，而且可预防疾病、防止衰老。瓜果蔬菜中的维生素C，还是体内氧化还原的重要物质，它能促进细胞对氧的吸收。

〔忌肥甘厚味辛热〕

夏季气候炎热，人体汗出较多，因此不宜食用肥甘厚味及燥热之品，如人参等补品。这些药材性辛热，炎热夏季过多食用后，会使人非常烦躁，同时也容易引起消化道及全身性的一些疾病或不适，如便秘、痔疮、口唇干裂、咽炎等。

〔长夏饮食稍温辛〕

中医学认为，长夏的饮食要稍热一点，不要太寒凉，且要少食多餐。在中国一些南方地区，夏季炎热多雨，疾病以暑病为多，不少人有食辣椒的习惯，这是因为吃辣可以增强食欲，促使人体排汗，在闷热的环境里增添一份凉爽舒适感。适当吃点生姜对夏季养生也大有好处。多吃补血养心、健脾益气的食物，如糯米、黄豆、南瓜、奶类、鲤鱼、猪肝等。

起居养生：勿露脊梁，晚睡早起

〔芒种时节的穿衣指南〕

芒种过后，午时天热，应该穿透气好的棉、丝织衣服，使衣服与皮肤之间存在着微薄的空气层，而空气层的温度总是低于外界的温度，这样就可达到防暑降温的效果。另外，此时人体易出汗，衣衫要勤洗勤换。

〔晚睡早起〕

起居方面，要晚睡早起，适当晒太阳，以顺应阳气的充盛，利于气血的运行。夏日昼长夜短，中午小憩可助消除疲劳，有利于健康。

芒种养生健康菜

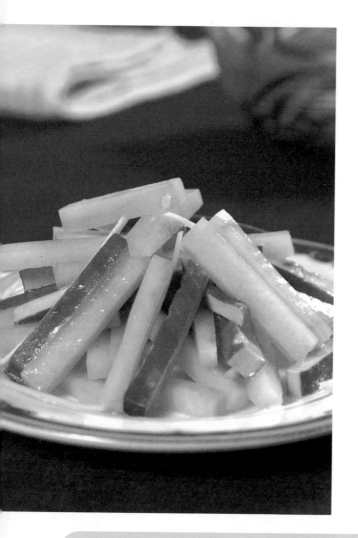

炒西瓜皮

材 料

西瓜皮500克，熏豆腐干50克，盐、鸡精、白糖、料酒、葱丝、香油、植物油各适量。

做 法

1 西瓜皮削去绿色表皮、内瓤，洗净，切为小条，加入适量盐腌渍片刻，挤干水分；熏豆腐干洗净，切成粗条。

2 锅中倒入植物油烧热，炒香葱丝，放入西瓜皮条、熏豆腐干条炒匀，放入盐、鸡精、白糖、料酒调味收汁，淋入香油即可。

贴心小提示
Intimate tips

西瓜皮营养丰富，清热解暑作用比西瓜瓤更好；西瓜皮还有消炎降压、促进新陈代谢、减少胆固醇沉积、软化及扩张血管、抗坏血病等功效，能提高人体抗病能力，预防心血管系统疾病的发生。

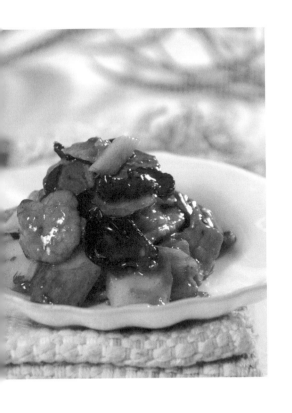

黄瓜炒肉片

材 料

猪五花肉片250克，黄瓜300克，水发黑木耳20克，鸡汤、辣椒酱、盐、淀粉、酱油、葱丝、姜片、蒜片、植物油各适量。

做 法

1 猪五花肉片加盐、酱油、淀粉拌匀；黄瓜洗净，切片；黑木耳洗净，去蒂，撕小朵；酱油、盐、淀粉、鸡汤兑成味汁。
2 锅内倒植物油烧热，下猪五花肉片滑散，加姜片、蒜片、葱丝、辣椒酱、黄瓜片、黑木耳翻炒片刻，倒味汁炒入味即可。

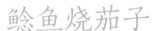

鲶鱼烧茄子

材 料

鲶鱼1条，嫩茄子条100克，植物油、葱段、姜片、蒜末、盐、料酒、高汤、香油、香菜末各适量。

做 法

1 鲶鱼去鳃、内脏，洗净，剁段，入油锅略煎，捞出。
2 另起锅，倒入植物油烧热，炒香葱段、姜片，加入高汤、鲶鱼段、茄条、盐、料酒，大火烧沸后转小火煮至材料熟烂，大火收汁，放入蒜末，撒上香菜末，淋入香油即可。

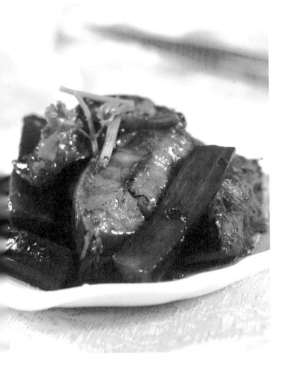

青椒里脊片

材 料

猪里脊肉300克，青椒2个，酱油、料酒、淀粉、植物油、葱花、姜丝、盐各适量。

做 法

1 青椒洗净，去蒂、籽，切斜片；猪里脊肉洗净，切片，加入酱油、料酒、淀粉拌匀，腌渍片刻。

2 锅内倒入植物油烧热，放入猪里脊肉片，同时放入姜丝、葱花翻炒片刻，放入青椒片、盐、酱油炒至熟即可。

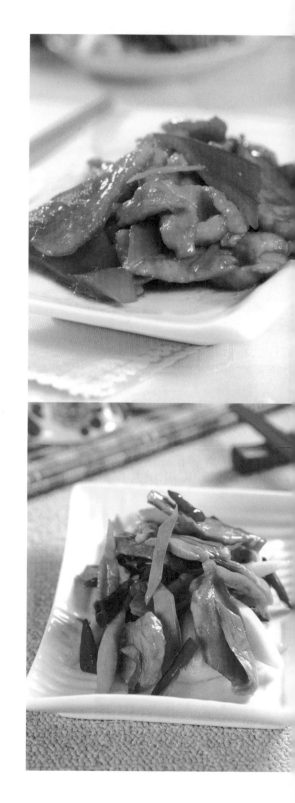

青蒜炒腊牛肉

材 料

腊牛肉500克，青蒜段150克，盐、干红辣椒、白糖、水淀粉、高汤、料酒、植物油各适量。

做 法

1 腊牛肉切成片，放温水中泡软，沥水；干红辣椒去蒂、籽，切段，用沸水泡透；青蒜段洗净。

2 锅内倒植物油烧至三成热，下牛肉片略炸，捞出。

3 锅留底油烧热，放干红辣椒段略炸，放入青蒜段炒至断生，倒入牛肉片、高汤、料酒、白糖、盐炒匀，用水淀粉勾芡即可。

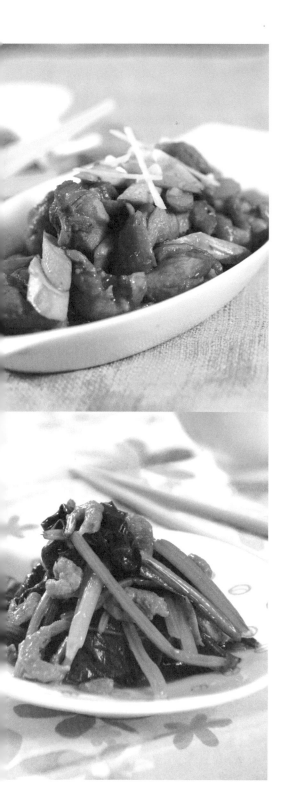

芦笋鸡块

材 料

芦笋段200克，处理好的子鸡250克，葱花、姜丝、花椒粉、酱油、白糖、盐、鸡精、植物油各适量。

做 法

1 子鸡剁块，入沸水中焯去血水，捞出，沥干。

2 锅内倒植物油烧至七成热，炒香葱花、姜丝和花椒粉，放入鸡块炒匀，加酱油、白糖和适量清水烧至鸡块将熟时，倒入芦笋段烧熟，加入盐和鸡精调味即可。

海米拌菠菜

材 料

菠菜200克，海米25克，葱花、盐、味精、白糖、植物油各适量。

做 法

1 菠菜择洗净，放在沸水中稍微焯一下，捞出，过凉，沥水，切长段。

2 海米用凉水泡透，沥去水分。

3 炒锅内倒入植物油烧至五成热，炒香葱花，放入海米炒香出锅，倒在菠菜段上。

4 在菠菜海米中加入盐、味精、白糖调味，拌匀即可。

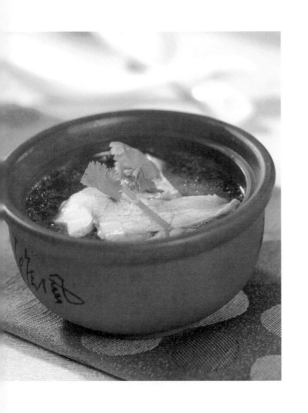

肉片豆腐汤

材 料

猪瘦肉150克，豆腐300克，香菜、淀粉、葱末、姜末、高汤、香油、盐、鸡精、植物油各适量。

做 法

1 猪瘦肉洗净，切片，加淀粉搅匀；豆腐洗净，切片。
2 锅内倒植物油烧热，下葱末、姜末炝锅，放豆腐片、高汤、盐、鸡精，再放入猪瘦肉片，烧至猪瘦肉片变色成熟，撇去浮沫，淋上香油，撒少许香菜段即可。

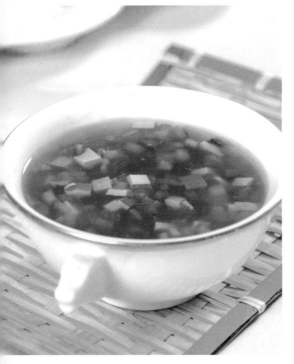

芹菜黄瓜素肉汤

材 料

芹菜200克，黄瓜1根，豆腐干100克，酱油、盐、胡椒粉、香油、姜末、葱花、水淀粉、高汤各适量。

做 法

1 芹菜去筋、叶，洗净，切末；黄瓜去皮，洗净，切成丁；豆腐干洗净，切成丁。
2 锅中加高汤煮沸，将芹菜末、黄瓜丁、豆腐干丁煮沸；再下葱花、姜末、酱油、盐、胡椒粉调味，用水淀粉勾薄芡，淋入香油即可。

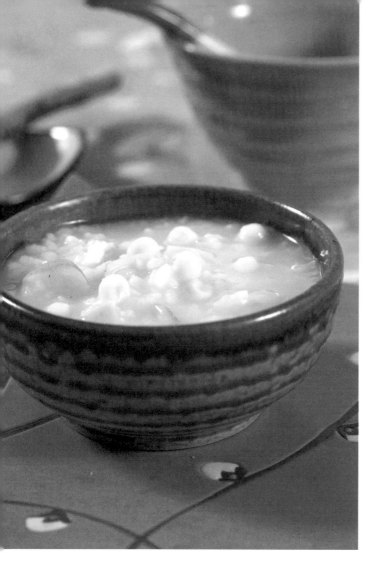

莲子百合糯米粥

材 料

莲子10克，百合25克，糯米250克，白糖适量。

做 法

1 莲子、百合在水中泡20分钟，莲子去芯；糯米洗净。

2 锅内放入糯米和适量清水，烧沸后改小火煮约10分钟，放入泡好的莲子和百合。

3 用小火熬煮，待粥黏稠时，加适量白糖调味即可。

百合绿豆糯米粥

材 料

鲜百合10克，绿豆20克，糯米100克，冰糖适量。

做 法

1 百合洗净，掰成瓣；绿豆、糯米均洗净，用水浸泡1小时。

2 锅置火上，放入适量清水和绿豆，大火煮沸后转小火熬煮40分钟；将糯米放入锅中煮至烂熟，放入百合、冰糖，煮熟即可。

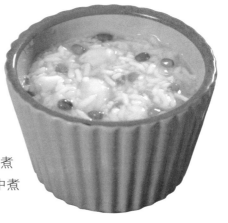

夏至

养生原则：调神养心脑，降压多补水

〔精神调养〕

夏季要神清气和、快乐欢畅、心胸宽广、精神饱满，如万物生长需要阳光一样，对外界事物要有浓厚的兴趣，培养乐观外向的性格，以利于气机的通泄。

〔调养心脑〕

中医讲"心主血脉"。心脏通过血脉向全身组织器官输送养料，以维持正常生理功能；而许多心脑血管疾病的治疗也先从"心"的调养开始。

〔控制血压〕

夏季气温高，心脑血管疾病不会像冬季那么频发，但易直接影响血压波动，因为高温酷暑容易使人烦躁不安，大量出汗又会导致血液浓缩，进出空调房间又会受到不断的冷热刺激，这些因素都会引起血压升高，严重者可引起中风或心肌梗死。

〔及时补充水分〕

天气炎热使人体排汗量增加，没有及时补充水分，泌尿系统内便会有结晶物产生，进而造成结石。多喝水能预防结石。

〔运动调养〕

运动调养也是养生中不可缺少的因素之一。夏季运动最好选择在清晨或傍晚天气较凉爽时进行，场地宜选择在河湖水边、公园庭院等空气新鲜的地方，有条件的人可以到森林、海滨地区去疗养、度假。锻炼的项目以散步、慢跑、太极拳、广播操为好，不宜做过分剧烈的活动，若运动过激，会导致大汗淋漓，汗泄太多，不但伤阴气，也宜损阳气。在运动锻炼过程中，出汗过多时，可适当饮用淡盐开水或绿豆盐水汤，切不可饮用大量凉开水，更不能立即用冷水冲头、淋浴。

夏至食补：宜酸味和咸味食物

〔适当多吃酸味和咸味食物〕

夏季是多汗的季节，出汗多，则盐分损失也多，若心肌缺盐，心脏搏动就会出现失常。中医认为此时宜多食酸味以固表，多食咸味以补心。《素问·藏气法时论》曰："心苦缓，急食酸以收之"，"心欲软，急食咸以软之，用咸补之，甘泻之"。就是说藏气好软，故以咸柔软也。

〔不宜多吃过寒食物〕

从阴阳学角度看，夏季体外越热，体内越冷，因此饮食不可过寒，如《颐身集》所说，夏季心旺肾衰，即外热内寒之意，因其外热内寒，故冷食宜少不宜多，贪多定会寒伤脾胃，令人吐泻。西瓜、绿豆汤、乌梅、小豆汤，虽为解渴消暑之佳品，但不宜冰镇食之。按中医学的脏与脏之间的关系，"肾无心之火则水寒，心无肾之水则火炽。心必得肾水以滋润，肾必得心火以温暖"，从中不难看出心、肾之间的重要关系。

起居养生：协调作息，温浴强身

〔温水洗澡〕

每日温水洗澡不仅可以使皮肤清洁凉爽，消暑防病，还能起到锻炼身体的目的。这是因为温水洗澡时的水压及机械按摩作用，可使神经系统兴奋性降低，体表血管扩张，加快血液循环，改善肌肤和组织的营养，降低肌肉张力，消除疲劳，改善睡眠，增强抵抗力。

〔合理安排休息时间〕

在夏季应该顺应自然界阳盛阴衰的变化，晚睡早起。合理安排午休时间，一为避免炎热之势，二可消除疲劳之感。另外，夏日炎热，腠理开泄，易受风寒湿邪侵袭，睡眠时不宜吹风扇，有空调的房间，室内外温差不宜过大，更不宜夜晚露宿。

夏至养生健康菜

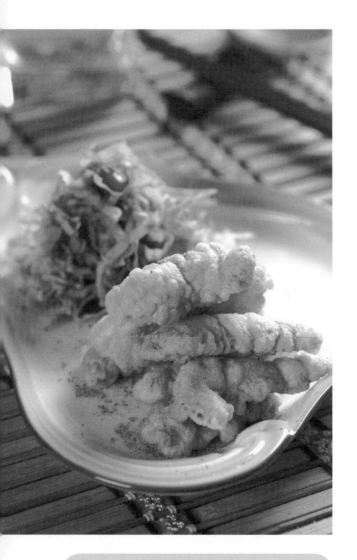

生菜牛肉

材 料

牛腿肉500克，鸡蛋1个（打成蛋液），生菜150克，白糖、盐、醋、水淀粉、葱末、姜末、香油、植物油、味汁（料酒、胡椒粉、盐、味精）各适量。

做 法

1 牛腿肉洗净，去筋膜，入沸水锅中焯一下，捞入碗中，倒入味汁，腌渍后取出，蒸熟后取出晾凉，切成片，用鸡蛋液、水淀粉拌匀上浆。

2 锅内倒入植物油烧至160℃左右，放入裹上蛋糊的牛肉片炸至金黄色后，捞出，控干油，码在盘子的左边。

3 生菜择洗干净，切成丝，加白糖、姜末、葱末、醋、盐和香油拌匀，装在牛肉盘的右边即可。

贴心小提示
Intimate tips

牛肉含有丰富的蛋白质，脂肪含量低，比猪肉更接近人体需求，能提高机体抗病能力。

鲜贝冬瓜球

材 料

鲜贝、冬瓜各200克，鸡蛋1个，盐、料酒、葱末、姜末、水淀粉、高汤、香油、植物油各适量。

做 法

1 鲜贝洗净，加入蛋清、水淀粉拌匀上浆，入热油锅中滑熟，捞出。

2 冬瓜去皮，洗净，挖成直径1厘米的圆球，放入高汤中，煮熟入味。

3 将高汤、盐、水淀粉兑成味汁。

4 另起锅倒入油烧热，放入葱末、姜末炒香，烹入料酒，加入冬瓜球、鲜贝及味汁炒匀，淋上香油即可。

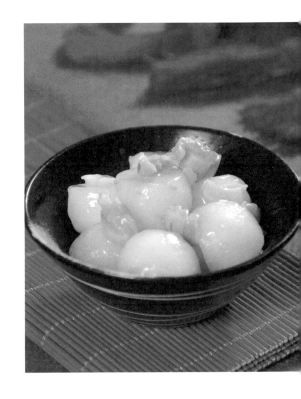

丝瓜炒毛豆

材 料

丝瓜300克，鲜毛豆粒200克，盐、味精、高汤、葱段、姜丝、蒜末、植物油各适量。

做 法

1 丝瓜刮去外皮，洗净，切成均匀的滚刀块。

2 毛豆粒洗净，放入沸水中焯烫一下，捞出，沥干水分。

3 锅内倒入植物油烧热，下葱段、姜丝、蒜末炒香，下丝瓜块和毛豆粒，加高汤、盐烧煮片刻，加味精调味即可。

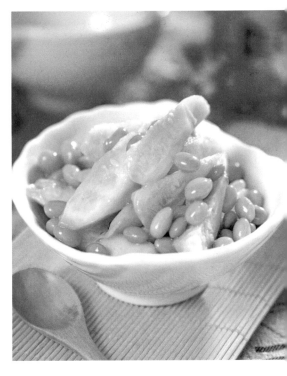

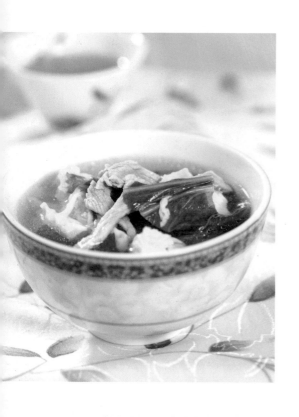

肉片鸡蛋蔬菜汤

材 料

猪瘦肉50克，鸡蛋3个，白菜叶300克，植物油、盐、鸡精、料酒、淀粉各适量。

做 法

1 猪瘦肉洗净，切片，用盐、鸡精、料酒、淀粉腌渍；鸡蛋打散成蛋液；白菜叶洗净，切大片。

2 锅内倒入植物油烧至三成热，放入肉片滑熟，捞出，沥油。

3 锅内倒水烧沸，下白菜叶稍煮，下鸡蛋液搅散，下肉片稍煮，加盐、鸡精调味即可。

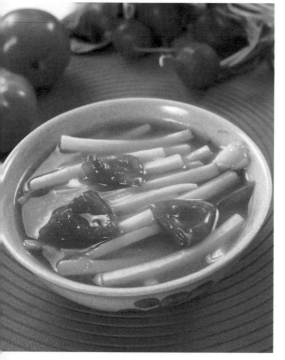

茄汁茭白汤

材 料

茭白300克，番茄1个，番茄酱、盐、味精、白糖、高汤、植物油各适量。

做 法

1 茭白去壳、皮，洗净，拍松，切长条；番茄洗净，切瓣。

2 锅内倒植物油烧至三成热，下茭白条炸至淡黄色，捞出。

3 锅中留油烧热，放番茄酱煸炒，加高汤、盐、白糖煮沸，放入番茄瓣、茭白条，小火焖至汤稠，用味精调味即可。

杂豆粥

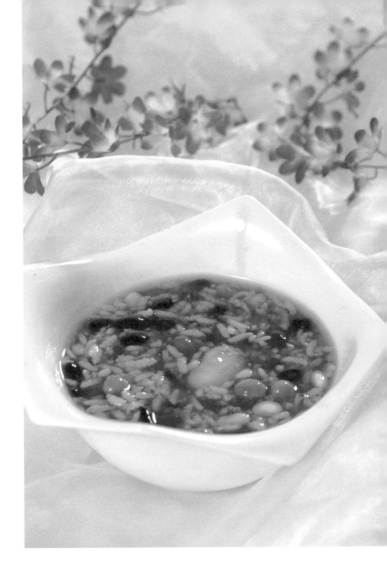

材 料

芸豆、红小豆、豌豆、黑豆、黄豆、大米各50克，红糖适量。

贴心小提示
Intimate tips

芸豆是一种难得的高钾、高镁、低钠食品，而芸豆的这个特点在营养治疗上大有用武之地。芸豆尤其适合心脏病、动脉硬化、高血脂、低血钾症患者食用。

做 法

1 所有豆子均洗净，入清水中浸泡约2小时；大米淘洗净，入清水中浸泡半小时。

2 锅内倒入适量清水煮沸，放入所有豆子，大火煮沸，再转小火，煮至豆子开花。

3 另取一锅，加清水煮沸，放入大米转小火，煮至将熟时放入煮熟的豆子，稍煮至熟，加红糖调味即可。

XIAOSHU

小暑

养生原则：防暑邪，调神静心

〔暑邪耗气防苦夏〕

"苦夏"是一种常见的暑热症，大多发生在体弱多病者和中年脑力劳动者身上。苦夏是由于天暑地热，人体与气候不适应，造成神经功能紊乱和失调。常表现为：一进入夏天，就会经常感到头昏脑涨、全身乏力、倦怠嗜睡、食欲减退、精力不集中、心烦不安等。到秋日暑衰，各种不适便不药而愈，饮食和精力亦恢复正常。苦夏可以从饮食、运动、精神调养、合理安排生活起居等多方面进行防治。

〔夏季养心戒烟酒〕

烟酒等不良嗜好对心脏循环系统的影响非常大；同时由于夏季炎热，心气易涣散，易引起各种疾病。在日常生活中应减少或戒除烟酒的不良刺激，做到心平气和，呵护好心脏。

〔夏季精神调摄〕

盛夏季节，应安神调心，保持心境平和，即俗话说的"心静自然凉"。在夏季高温的刺激下，人体正常的生理功能往往会发生变化，如心火偏旺，人的心情会变得烦躁，情绪容易激动，自我控制能力下降。因此，在炎热的夏季，要保持一个平稳的心态，防止"上火"。

小暑食补：清凉消暑，多吃酸味食物

〔多吃消暑食物〕

"热在三伏"，此时正是进入伏天的开始。"伏"即伏藏的意思，所以人们应当少外出以避暑气。民间度过伏天的办法是吃清凉消暑的食品。

俗话说"头伏饺子二伏面，三伏烙饼摊鸡蛋"，这种吃法便是为了使身体多出汗，排出体内的各种毒素。天气热的时候要喝粥，用荷叶、土茯苓、扁豆、薏米、猪苓、泽泻、木棉花等材料煲成的消暑汤或粥，或甜或咸，都适合此节气食用，多吃水果也有益于防暑，但是不要食用过量，以免增加肠胃负担，严重的会造成腹泻。

〔含钾食物补体力〕

由于夏天人们出汗较多，致使体内丢失一部分水分、盐分及一定量的钾元素，会引起人体倦怠无力、头昏头痛、食欲不佳、精神不振等症状。为防止缺钾，在日常膳食中可多吃大豆、草莓、桃子、土豆、紫菜、芹菜、毛豆等含钾丰富的食物。

〔多酸生津兼敛汗〕

炎热夏季出汗较多，食欲不振，四肢乏力，脾胃功能降低。酸味食物能敛汗止泻、祛湿，可预防人们因流汗过多而耗气伤阴，又能生津解渴、健胃消食。因此，夏季应适当吃些酸味食物，如番茄、柠檬、草莓、乌梅、杨梅、葡萄、山楂、菠萝、芒果、猕猴桃等。此外，持续高温下细菌易繁殖，多吃酸味食品可增加胃液酸度，帮助杀菌和消化。

起居养生：晨练不宜过早

〔晨练不宜过早〕

夏季天亮之前，空气并不清新，是污染的高峰期。在日出前没有光合作用，绿色植物周围并没有多少新鲜氧气，不利于健身；并且清晨气温偏低，如果衣着较少，易患感冒，或引发关节疼痛、胃痛等病症。故夏季晨练的时间不宜早于上午6点。

〔应正确使用空调〕

夏季使用空调时，室温应控制在26℃～28℃，室内外温差不宜超过8℃；定时通风换气，禁止在空调房间抽烟。长时间在空调房间的人，每天要到户外活动3～4小时；年老体弱者、高血压患者，最好不要久留空调房间。

小暑养生健康菜

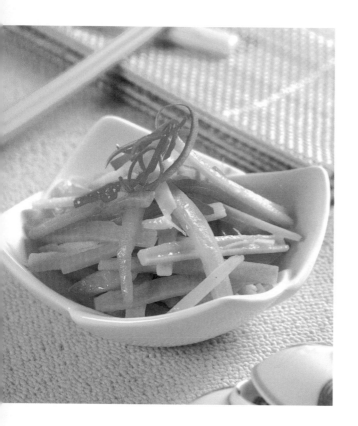

苦瓜藕丝

材料

苦瓜丝300克，藕丝150克，红椒丝、南瓜丝各10克，盐、味精、白醋、白糖、姜丝、植物油各适量。

做法

1 锅内倒水烧沸，放入苦瓜丝、藕丝、红椒丝、南瓜丝翻炒均匀，加点白醋，焯至断生。

2 锅内倒入植物油烧热，下姜丝炒香，放入藕丝、苦瓜丝、红椒丝、南瓜丝，加盐、味精、白糖调味，翻炒均匀即可。

丝瓜烧豆腐

材料

丝瓜300克，老豆腐200克，鲜香菇、盐、酱油、水淀粉、植物油、葱段、姜片各适量。

做法

1 丝瓜去皮，洗净，切小块，入热油锅滑熟，盛出；老豆腐洗净，切小块，入沸水焯一下；香菇去蒂，洗净，切片。

2 锅内倒植物油烧热，炒香葱段、姜片，放入豆腐块、丝瓜块、香菇片、盐、酱油，小火烧熟，用水淀粉勾芡即可。

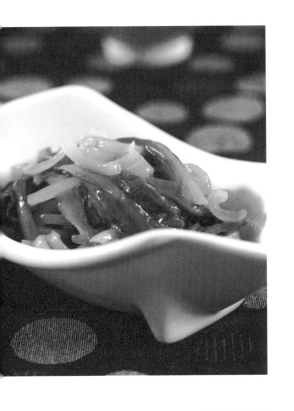

鱿鱼炒茼蒿

材 料

鱿鱼400克，茼蒿350克，葱花、姜丝、盐、鸡精、植物油、料酒各适量。

做 法

1 鱿鱼去头，洗净，切丝，焯水，沥干备用。
2 茼蒿择洗净，切段。
3 锅置火上，倒入植物油烧热，放入葱花、姜丝炒香，放入鱿鱼丝煸炒至软，加入茼蒿段、盐、鸡精、料酒，翻炒至熟即可。

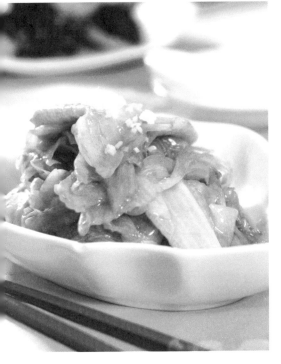

蚝油生菜

材 料

生菜200克，植物油、姜末、蚝油、盐、鸡精各适量。

做 法

1 生菜逐片剥开，洗净。
2 锅内倒入油烧热，下姜末炝锅，放生菜翻炒片刻后离火，放入蚝油、盐、鸡精调味，翻炒均匀即可。

> **贴心小提示**
> **Intimate tips**
>
> 生菜有降脂、降压、降糖、促进智力发育以及抗衰老的功效。

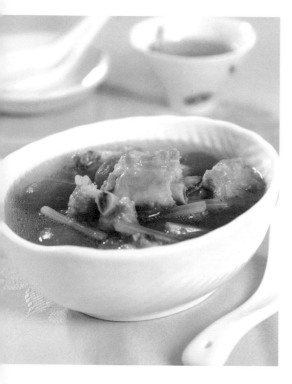

番茄排骨酥汤

材 料

猪小排400克，小番茄20个，芹菜段20克，植物油、料酒、白胡椒粉、淀粉、盐、白糖各适量。

做 法

1 小番茄洗净，放沸水中焯烫，捞出，去皮。

2 猪小排洗净，剁块，用料酒、白胡椒粉、淀粉腌渍入味，入热油锅炸至金黄色。

3 锅内加水煮沸，放排骨块煮至将熟，加番茄，再煮7分钟；加芹菜段稍煮，放盐、白胡椒粉、白糖调味即可。

三鲜豆腐汤

材 料

嫩豆腐300克，胡萝卜丁、鲜虾仁、水发海参各50克，韭黄段、盐、味精、料酒、胡椒粉、植物油、姜片、水淀粉、高汤各适量。

做 法

1 嫩豆腐洗净，上锅蒸透，切小丁；虾仁、海参分别洗净，切丁，加少许盐、料酒、水淀粉搅匀上浆。

2 锅内倒入油烧至五成热，炒香姜片，加高汤、豆腐丁、虾仁、海参丁、胡萝卜丁，煮沸后撇浮沫，加盐、味精、料酒、胡椒粉调味，用水淀粉勾芡，撒韭黄段即可。

香梨去热粥

材 料

梨1个，大米100克，冰糖适量。

做 法

1 梨洗净，去皮、核，切小丁；大米洗净。

2 锅内放入大米、清水，大火煮沸，转小火熬成粥，放梨丁、冰糖，煮10分钟即可。

> **贴 心 小 提 示**
> **Intimate tips**
>
> 梨含有较多糖类和维生素，有保肝、助消化、促食欲的作用。

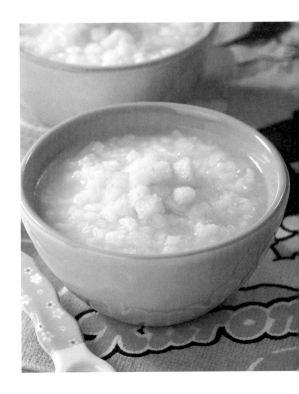

豆腐丝瓜粥

材 料

豆腐丁100克，丝瓜50克，大米200克，火腿丁、盐、葱末、植物油各适量。

做 法

1 大米淘洗干净，用水浸泡1个小时；丝瓜去皮，洗净，切碎。

2 锅内加入大米和适量水，大火煮沸，再转小火将粥熬至黏稠。

3 锅内倒入油烧热，加入豆腐丁、火腿丁、葱末煸炒，再放入丝瓜碎，继续焖煮3～4分钟，加盐调味。

4 将炒好的材料放入熬好的粥中，搅拌均匀即可。

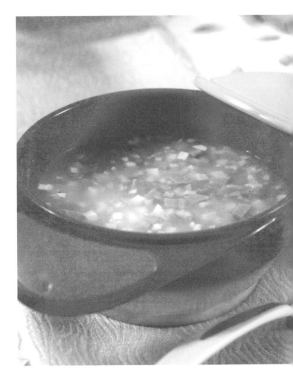

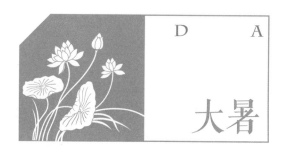

D A S H U

大暑

养生原则：戒躁戒怒，运动适量

〔切不可急躁或大怒〕

睡眠要充足，不可在过于困乏时才睡，应当在微感乏累之时便开始入睡。不可露宿，室温要适宜，不可过低或过高，房中也不可有对流的空气，即所谓的"穿堂风"。早晨醒来，可先在床上做一些保健的气功，如熨眼、叩齿、鸣天鼓等，再下床活动。早晨可到室外进行健身活动，但运动量不可过大，以身体微出汗为度，可选择散步或练习静气功。日常生活中，气温高的中午不宜外出，而居室温度亦不可太低，工作量不宜过大。

运动量因人而异。根据每个人的身体素质，大暑时节的运动量应有所差异。一般来说，身体健康的人，在做一些运动量较大的运动后，适量出汗会使身体有种舒畅感，而运动量也应以此为度。中老年人在活动时，则应以不累为度。根据个人身体情况及喜好，此时，快走、爬山、游泳、太极拳等运动都是不错的选择。

〔防止"情绪中暑"〕

大暑时节高温酷热，人们易动"肝火"，容易出现心烦意乱、无精打采、食欲不振、急躁焦虑等异常行为，这是"情绪中暑"所引起的。养生要注意心态宜清静，越是天热越要"心静"，以避免不良刺激。

大暑食补：多吃防暑湿的食物

〔多吃些燥湿健脾的食物〕

可用陈皮10克（鲜皮加倍），冰糖适量，用开水浸泡后代茶饮。具有理气开胃、燥湿化痰的功效，适用于暑湿所致的脘腹胀满、饮食无味者食用。大暑时节，除了炎热外，还会出现多雨或阴雨绵绵的天气，气候特点以潮湿闷热为主，所以从传统养生学的角度讲，特别要注意对暑湿的预防。暑湿侵害人体可出现胸膈满闷、饮食无味、口中黏腻、头昏脑涨、肢体困重等症状，所以应以消暑清热、化湿健脾的方法进行预防或治疗。

〔益气养阴的食物不可少〕

大暑天气酷热，出汗较多，容易耗气伤阴，此时，人们常常是"无病三分虚"。因此，除了要及时补充水分外，还应常吃一些益气养阴的食品以增强体质，使湿热之邪无机可乘。但所选食物一定要清淡，不可过于滋腻，否则极易伤胃，导致消化不良。如山药、红枣、海参、鸡蛋、牛奶、蜂蜜、莲藕、木耳、甲鱼、豆浆、百合粥等，都是夏日进补的佳品，可根据个人口味选用。

〔蛋白质供给要充足〕

大暑气温较高，人体新陈代谢增快，能量消耗大，因此蛋白质的供应必须酌量增加，每日摄入量应在100～120克为宜。植物蛋白可以从豆制品中获得，动物蛋白除了奶制品外，还应适当吃点肉。夏季的肉食以鸡肉、鸭肉、猪瘦肉、鸽子肉等平性或凉性的肉制品为首选。

起居养生：寡言养气，练养生功

〔寡言以养气〕

大暑时节，人体元气不足，话多必然会消耗肺气，影响呼吸系统的正常功能，致使体内元气不足，外邪乘虚而入致百病丛生。有些人追求刺激，群聚一起狂呼乱叫，嬉笑不已，这样只会损精耗气，使人精神飞驰，血气流荡，变生他疾。因此，这个时节应寡言少语，以养元气。

〔常做静坐转颈叩齿功〕

大暑季节要慎外出，可以在早晚进行身体活动。可以练习以下功法：坐姿，双拳撑地，头部向肩部方向扭动，远视，左右方向各做20次。叩动牙齿40次，调息，津液咽入丹田10次。可治头痛、胸背风毒、咳嗽上气、喘咳烦心、胸膈胀满、掌中热、脐上或肩背痛、中风、多汗、心情郁结、健忘等症。

大暑养生健康菜

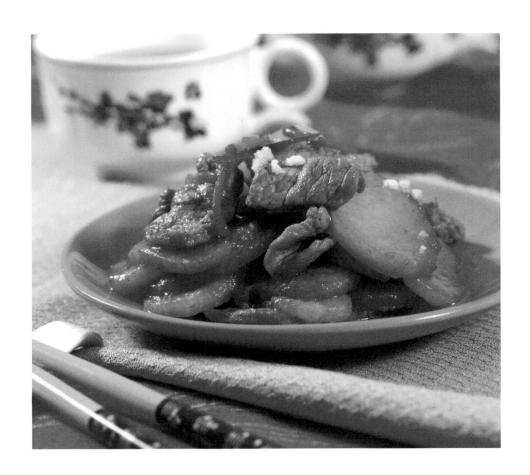

冬瓜炒鸭肉

材 料

鸭腿肉200克,冬瓜片250克,植物油、葱末、红椒丝、蒜末、酱油各适量。

做 法

1 鸭腿肉洗净,切块,用酱油腌渍入味。

2 锅内倒植物油烧热,炒香蒜末和部分红椒丝,放入鸭腿肉块炒至八成熟;下入冬瓜片炒软,放酱油,炒至全部材料熟透,关火,盖上锅盖焖5分钟,撒葱末和红椒丝即可。

毛豆烧茄子

材 料

茄子400克，鲜毛豆粒75克，植物油、味汁（高汤、酱油、料酒、味精、白糖、盐、葱末、姜末、蒜片、水淀粉）各适量。

做 法

1 茄子去皮，洗净，切厚片，在两面剞上花刀，改成菱形片；毛豆粒用沸水煮熟。

2 锅置火上，倒入油烧热，放入茄子片炸透至呈金黄色，捞出，沥油。

3 茄子片倒回炒锅里，放入毛豆粒翻炒两下，倒入味汁，炒至食材全部熟即可。

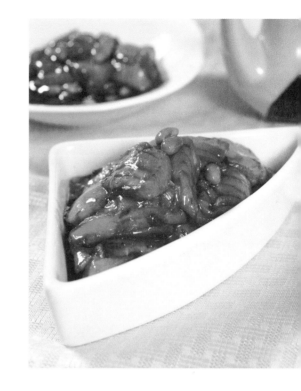

苦瓜炒猪肝

材 料

苦瓜200克，鲜猪肝250克，蒜片、料酒、酱油、盐、味精、植物油各适量。

做 法

1 苦瓜洗净，去瓤，加盐腌渍5分钟，沥干水分，切片。

2 猪肝洗净，切薄片，加料酒、盐腌渍10分钟，然后用沸水焯一下，捞出沥水。

3 锅置火上，倒入植物油烧至七成热，放入苦瓜片稍炒，放入酱油、料酒，倒入猪肝片翻炒，加入味精、蒜片，翻炒至熟入味后即可。

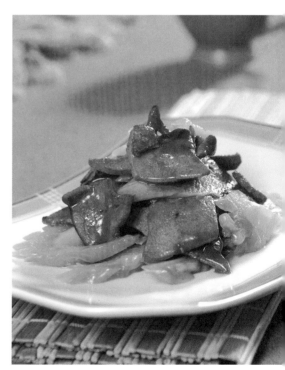

清炒芦笋

材料

芦笋200克，植物油、葱花、姜末、
盐、水淀粉、料酒、醋、味精各适量。

做法

1 芦笋洗净，切段。
2 炒锅内倒入植物油烧热，加入葱花
  煸炒，并放入姜末、料酒、醋、盐
  和味精，加入芦笋段不停翻炒，待
  芦笋段熟后，用水淀粉勾芡即可。

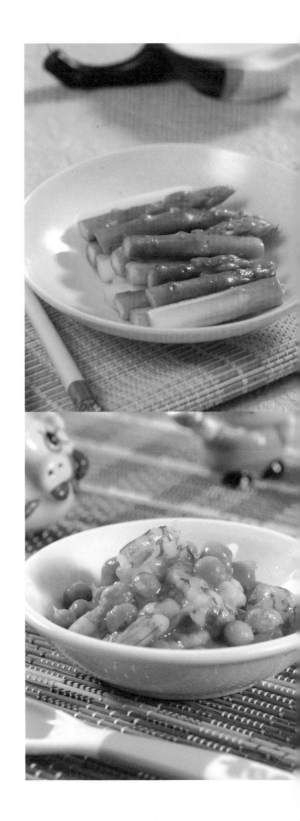

豌豆炒虾仁

材料

虾仁200克，豌豆100克，植物油、
料酒、高汤、盐、水淀粉各适量。

做法

1 豌豆洗净，焯水，捞出，沥干；虾
  仁去除沙线，洗净，沥干水分。
2 锅内倒入适量植物油烧至两成热，
  放入虾仁，快速翻炒10秒钟，捞
  出，沥油。
3 锅中留余油烧热，放入豌豆翻炒几
  下，加入料酒、高汤煮沸后，再放
  入虾仁和盐炒匀，用水淀粉勾薄芡
  即可。

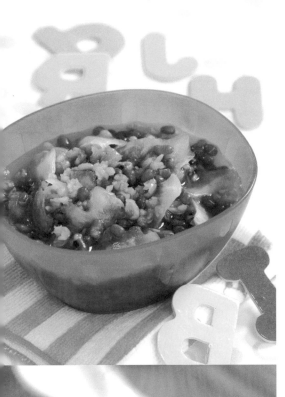

白菜绿豆汤

材　料

白菜帮100克，绿豆50克，白糖适量。

做　法

1 白菜帮洗净，切片；绿豆洗净。

2 煲锅中加入适量清水，放入绿豆煮至五成熟，再将白菜放入绿豆汤内同煮。

3 当绿豆开花、白菜熟烂后，关火，加入白糖调味即可。

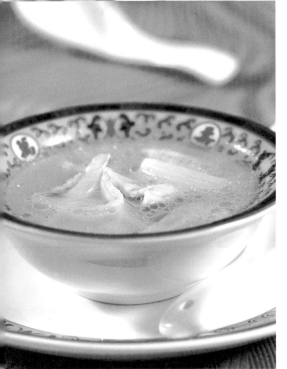

洋葱肉片汤

材　料

洋葱250克，猪瘦肉50克，葱花、姜丝、花椒粉、盐、鸡精、植物油各适量。

做　法

1 洋葱去老皮、蒂，洗净，切丝；猪瘦肉洗净，切薄片。

2 锅内倒入植物油烧至五成热，加葱花、姜丝和花椒粉炒香，放入猪瘦肉片炒至肉色变白，倒入适量清水烧沸，倒入洋葱丝煮熟，用盐和鸡精调味即可。

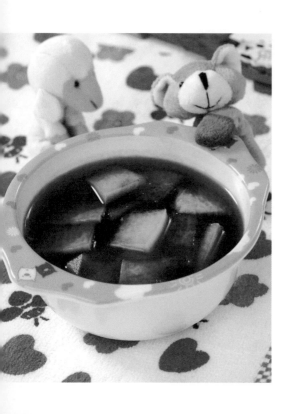

荷叶冬瓜汤

材 料

荷叶5克（约半张，鲜、干皆可），冬瓜250克，盐适量。

做 法

1 荷叶洗净，撕片；冬瓜洗净，去瓤、皮，切片。

2 煲锅置火上，加入适量清水，放入荷叶片、冬瓜片一起煮。

3 待冬瓜片熟后，将荷叶片拣出，加入盐调味，饮汤吃冬瓜片即可。

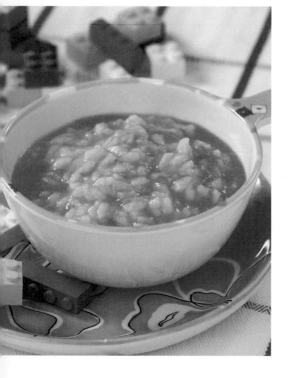

番茄糯米粥

材 料

番茄100克，糯米50克，蜂蜜适量。

做 法

1 番茄洗净，去蒂、皮，榨成汁；糯米用清水洗净。

2 煲锅置火上，加入适量清水，放入番茄汁、糯米大火煮沸，转小火熬煮至粥变稠，加蜂蜜搅匀即可。

> **贴 心 小 提 示**
> **Intimate tips**
>
> 糯米可温补脾胃，对脾胃虚寒、食欲不佳、腹泻有一定缓解作用。

豌豆鸡粥

材 料

大米、鸡肉丁各100克，大麦、嫩豌豆各50克，猪肉馅25克，植物油、料酒、酱油、盐、葱末、姜末各适量。

做 法

1 大米、大麦均洗净，大米浸泡30分钟，大麦浸泡8小时。

2 豌豆洗净；猪肉馅放入五成热油锅中略炒，然后加葱末、姜末、料酒、酱油、盐炒至肉熟。

3 锅中加入大米、大麦、豌豆，清水煮沸，转小火煮45分钟，下鸡肉丁和猪肉馅煮至熟，加盐调味即可。

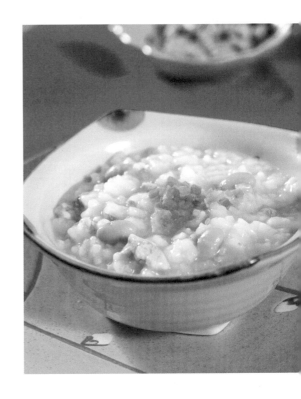

白菜虾仁粥

材 料

虾仁、大米各100克，白菜心60克，姜丝、葱末、蒜片、盐、味精、料酒、胡椒粉、香油各适量。

做 法

1 虾仁去沙线，洗净，切成小块；白菜心洗净，切小块；大米洗净。

2 锅内加适量水，放入大米，中火熬煮至粥五成熟，加入虾仁块、白菜心块、姜丝、葱末、蒜片、盐、料酒，熬煮至米粥熟，加入胡椒粉、味精、香油调味即可。

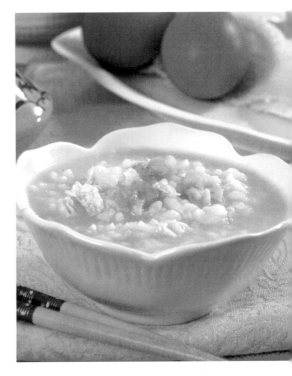

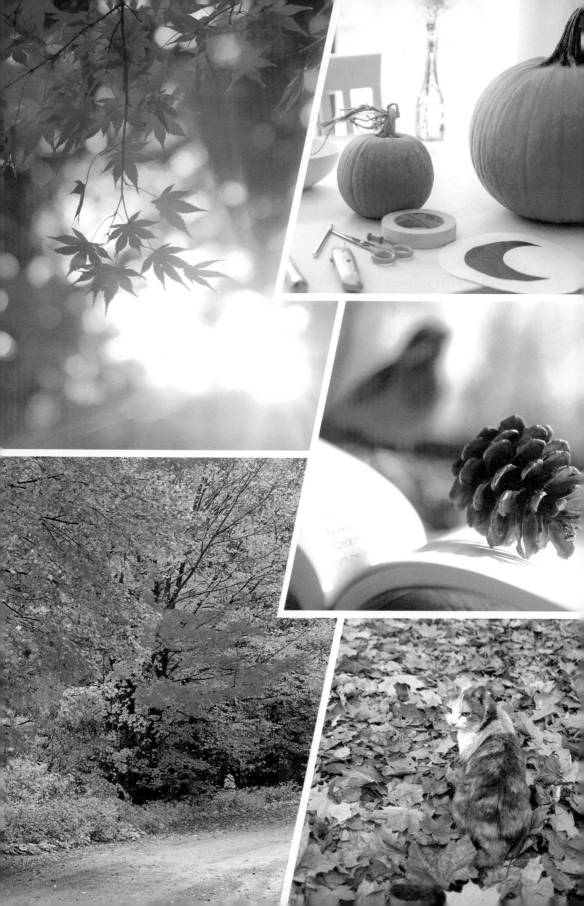

立秋	公历8月7日或8日 "秋"指暑去凉来，意味着秋天的开始。
处暑	公历8月23日或24日 处，止也，暑气至此而止矣。
白露	公历9月7日或8日 一候鸿雁来，二候玄鸟归，三候群鸟养羞。
秋分	公历9月23日或24日 一场秋雨一场寒，白露秋分夜，一夜冷一夜。
寒露	公历10月8日或9日 九月节，露气寒冷，将凝结也。
霜降	公历10月23日或24日 九月中，气肃而凝，露结为霜矣。

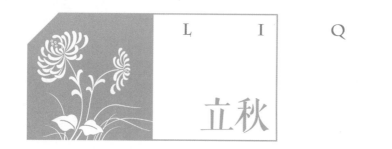

立秋

养生原则：滋阴养肺，内心平和

〔避免伤肺气〕

秋天养生以养阴为主。农历秋季七、八、九月，阴气已升。秋风劲急，物色清明。人们要早睡，并要鸡鸣即起，使情绪安逸宁静，以缓和秋季肃杀之气的影响。如果人体违逆了秋季收敛之气，就要伤害肺气。秋季伤害了肺气，到了冬季就要发生飧泄（完谷不化的泄泻）的病变，这是因为人在秋季养"收气"不足，到了冬季奉养"藏气"力量不够的缘故。

〔注意养护肺脏〕

深呼吸可清肺，可常做腹式呼吸法：伸开双臂，尽量扩张胸部，然后用腹部带动来呼吸，这种呼吸方式可增加肺容量。或者用缩唇呼吸法，快速吸满一口气，呼气时像吹口哨一样慢慢"吹"出，目的是让空气在肺里停留的时间长一些，让肺部气体交换更充分。支气管炎病人可常做。

〔内心应平和宁静〕

本节气在精神调养上，要注意内心应平和宁静，保持心情舒畅，切忌悲忧伤感，即使遇到伤感的事，也应主动予以排解，以避肃杀之气，同时还应收敛神气，以适应秋天容平（形容万物丰收的景象）之气。

立秋食补：多吃生津润燥食物

〔适当多吃酸味食物〕

在秋季养生中，《素问·藏气法时论》说："肺主秋……肺欲收，急食酸以收之，用酸补之，辛泻之。"可见酸味收敛肺气，辛味发散泻肺，秋天宜收不宜散，要尽量少吃葱、姜等辛味之品，适当多食酸味果蔬。

〔饮食不要过于生冷〕

此季天气由热转凉，人体为了适应这种变化，生理代谢也发生变化。饮食特别注意不要过于生冷，以免造成肠胃消化不良，发生消化道疾患。

〔适当多吃生津润燥食物〕

秋时肺金当令，肺金太旺则克肝木，故《金匮要略》又有"秋不食肺"之说。秋季燥气当令，易伤津液，故饮食应以滋阴润肺为宜。《饮膳正要》说："秋气燥，宜食麻以润其燥，禁寒饮。"也有养生家主张入秋宜食生地粥，以滋阴润燥者。总之，秋季时节，可适当食用芝麻、枸杞子、百合、糯米、大米、蜂蜜等柔润食物，以益胃生津。

〔应忌过燥的食物〕

中医学认为，苦燥之品易伤津耗气。秋季燥邪当令，肺为娇脏，与秋季燥气相通，容易感受秋燥之邪。许多慢性呼吸系统疾病往往从秋季开始复发或逐渐加重。所以，秋令饮食养生应忌过燥的食物，比如一些煎炸类的食物，刺激性强、辛辣、燥热的食品也应少吃，如辣椒等。还要避免各种湿热之气积蓄，凡是带有辛香气味的食物，都有发散的功用，因此提倡吃一些辛香气味的食物，如芹菜等。

起居养生：早起早睡，注意衣着

〔增加夜里的睡眠时间〕

此节气中增加夜里的睡眠时间很有道理，正好借此以补偿夏日的睡眠不足。秋季早睡，完全符合"养收之道"的养生原则。立秋时节，早晚温差大，要根据天气变化，注意穿脱衣服，防止感冒和着凉。

〔应早起，着衣不宜多〕

早卧早起，与鸡俱兴。早睡可调养人体中的阳气，早起则可使肺气得以舒展，且防收敛之太过。立秋之初，暑热未尽，虽有凉风时至，早晚温差大，白天仍然炎热异常，但天气变化无常，即使在同一地区也会出现"一天有四季，十里不同天"的情况。因而着衣不宜太多，否则会影响机体对气候转冷的适应能力，易受凉感冒。

立秋养生健康菜

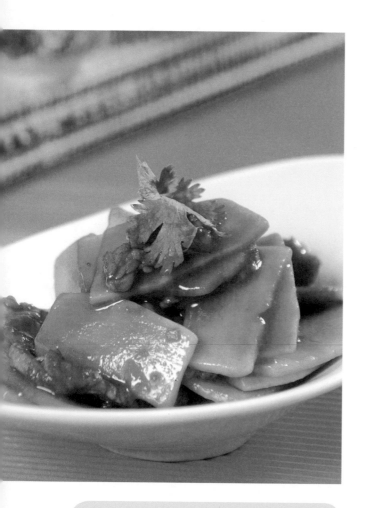

南瓜炒牛肉

材料

牛肉片200克，南瓜片400克，酱油、料酒、白醋、蚝油、红糖、盐、淀粉、小苏打、蒜末、香菜段、植物油各适量。

做法

1 牛肉片用酱油、料酒、淀粉、小苏打拌匀，静置片刻，腌渍入味；将酱油、料酒、白醋、蚝油和红糖兑成味汁。

2 锅置火上，倒入植物油烧至五成热，下入牛肉片炒至变色，盛出，沥干。

3 锅内留底油加热，放入南瓜片，边炒边慢慢加水，待到南瓜八成熟，盛出。

4 把味汁倒入锅里煮沸，熬至较黏稠时，倒入牛肉片、南瓜片、蒜末、盐，一起翻炒均匀，倒入香菜段，炒匀即可。

贴心小提示
Intimate tips

南瓜含有维生素和果胶，有一定的解毒作用；还能促进胆汁分泌，加强胃肠蠕动，帮助食物消化；对防治糖尿病、降低血糖有特殊的疗效；另外南瓜还有防癌功效，能增强肝、肾细胞的再生能力。

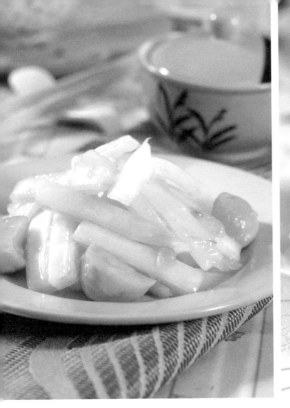

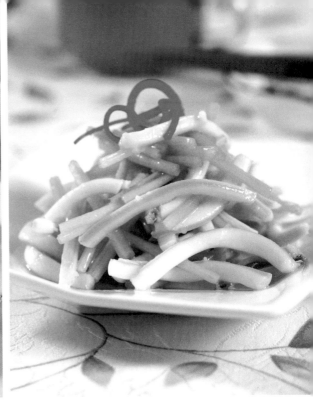

栗子白菜

材 料

栗子、白菜各200克，鸭汤、盐、味精、水淀粉各适量。

做 法

1 白菜洗净，切条；栗子去壳，切成两半。

2 锅置火上，倒入鸭汤，放入栗子块，用小火煨熟；放入白菜条，加入少许盐，白菜条熟后加味精调味，用水淀粉勾芡即可。

贴 心 小 提 示
Intimate tips

栗子可健胃补肾、延年益寿；白菜有清热除烦、解渴利尿的功效。

芹菜拌墨鱼

材 料

墨鱼200克，芹菜100克，味汁（蒜末、盐、鸡精、香油）适量。

做 法

1 墨鱼去墨袋、骨头，洗净，切丝；芹菜择洗干净，切段；芹菜段和墨鱼丝分别入沸水中焯熟，捞出，沥水，晾凉。

2 取盘，放入墨鱼丝和芹菜段，淋入味汁，拌匀即可。

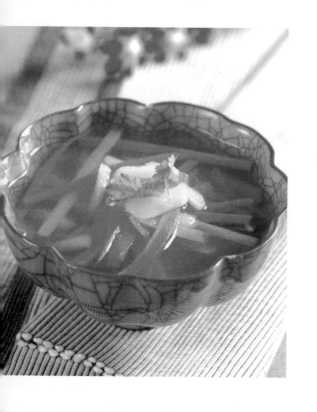

胡萝卜荸荠汤

材料

荸荠、胡萝卜各100克，香菜、盐各适量。

做法

1 香菜洗净，切段；荸荠洗净，去外皮，切成粗丝；胡萝卜洗净，切成粗丝。

2 锅置火上，加入清水烧沸，放入胡萝卜丝、荸荠丝煮5分钟，加盐调味，撒上香菜段即可。

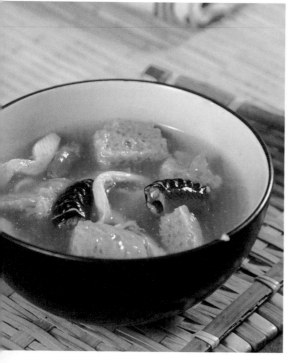

鳝鱼鸡丝汤

材料

鳝鱼100克，鸡脯肉80克，面筋50克，盐、味精、胡椒粉、水淀粉、鸡汤、姜丝各适量。

做法

1 鳝鱼处理洗净，切段，焯水，沥干；鸡脯肉洗净，切丝；面筋浸泡后切块。

2 锅中倒入适量鸡汤，放入鳝鱼段、鸡脯肉丝、面筋块、姜丝，大火煮沸后改小火煮约20分钟，加盐、味精调味，用水淀粉勾芡，撒上胡椒粉即可。

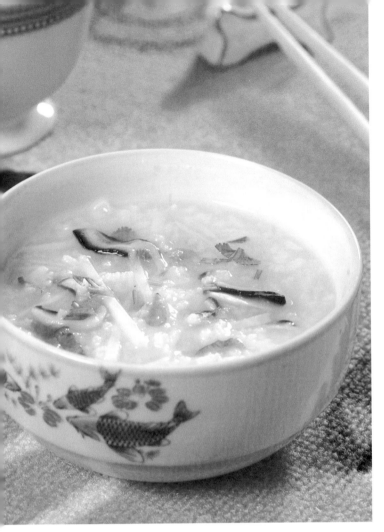

材 料

芋头100克，香菇、海米各20克，猪瘦肉丝50克，米饭1碗，香菜末、高汤、水淀粉、盐、胡椒粉、植物油、香油各适量。

芋头香菇瘦肉粥

做 法

1 香菇去蒂，洗净，用温水泡软，切丝；海米用温水泡软；芋头洗净，去皮，切长条，放入五成热的油锅中炒一下，盛出；猪瘦肉丝洗净，加盐、水淀粉腌渍30分钟。

2 锅内倒植物油烧热，放入香菇丝、海米、猪瘦肉丝炒香，加入米饭、芋头条、高汤同煮成粥，加胡椒粉、盐、香油、香菜末调味即可。

贴心小提示
Intimate tips

芋头具有益胃、宽肠、通便、解毒、补中益肝肾、消肿止痛、益胃健脾、散结、调节中气、化痰、添精益髓等功效；主治肿块、痰核、瘰疬、便秘等病症。

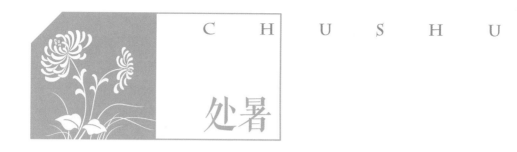

C H U S H U

处暑

养生原则：调和阴阳，作息规律

〔调整作息〕

　　秋季养生之所以强调保证睡眠时间，是因为睡眠有很好的养生作用。处暑节气正是处在由热转凉的交替时期，自然界的阳气由疏泄趋向收敛，人体内阴阳之气的盛衰也随之转换，此时起居作息也要相应地调整。进入秋季养生，首先调整的就是睡眠时间，早睡早起是众所周知的。

〔秋季养生贵在和〕

　　立秋标志着秋季的开始。此后，气温开始下降，空气中的湿度也随之下降。由于人体的生理活动与自然环境变化密切相关，秋季人体内阴阳也随之发生改变。秋季处于"阳消阴长"的过渡阶段，因此，秋季养生在对精神情志、饮食起居、运动导引等方面进行调节时，应注重一个"和"字，即"调和阴阳"，并结合"秋收"的特点进行养生保健。

〔防秋燥〕

　　处暑时节的养生重点是预防"秋燥"。由于秋天空气中的水汽含量小，相对湿度下降，特别是空气的相对湿度低于30%以下时，人们就会感觉到皮肤干涩粗糙，鼻腔干燥疼痛或口燥咽干，大便干结等，需及时采取预防措施以避免发展为秋燥证。

处暑食补：寒凉解秋燥，多喝水

〔多食寒凉食品〕

　　饮食养生的方法对"秋燥"有很好的预防效果，特别提出要多吃一些寒凉多汁的蔬菜水果和流食，如黄瓜、番茄、冬瓜、百合、白萝卜、胡萝卜、梨、苹果、葡萄、荸荠、甘蔗、柑橘、香蕉、柿子、菠萝、罗汉果、红枣和汤、粥等，这不但有利于维生素的补充，还能够增加水分的摄入。饮食上要尽可能少吃花椒、辣椒等辛热食物，更不宜吃烧烤食品，以免加重秋燥的症状。

〔养阴润肺早滋补〕

秋季人体精气开始封藏，进食补品易吸收藏纳，有助于增强身体素质。因此，秋季是最佳的进补季节。秋季应当注意润补，即养阴生津润肺，采取平补、润补相结合的方法，以达到养阴润肺的目的。在此期间可适当多吃鸭肉、鸡肉、牛肉、猪肺、红枣、莲子、蜂蜜、山药、桂圆、薏米等食物。宜多食咸味食物，如沙葛、粉葛等，少食姜、葱、蒜、韭菜、大料、茴香等辛辣食品。

起居养生：正确秋冻，多跑步

〔睡眠充足〕

夏天昼长夜短，很多人长期睡眠不足。处暑后天气变凉，应改变夏季晚睡的习惯，尽量晚上10点前入睡，以提前进入睡眠状态，防止上班犯困。适当午睡利于化解困顿情绪，特别是老年人要午休，因为老年人的气血阴阳俱亏，会出现昼不精、夜不瞑的少寐现象。

〔正确理解"秋冻"〕

中国自古以来流传"春捂秋冻，不生杂病"的谚语，符合秋天"薄衣御寒"的养生之道。但对"秋冻"要有正确的理解，不可机械套用。深秋季节，天气较冷，体质虚弱者及老年人夜间睡觉要关好门窗，入睡后腹部要多盖一些衣被，以防腹部受凉，诱发感冒、腹泻。

〔多在室外跑步〕

在较冷的环境中跑步，由于冷空气的刺激，身体的造血功能发生变化，对疾病的抵抗力增强。所以，冷天坚持跑步的人很少患贫血、感冒、气管炎和肺炎等疾病。冷天一般阳光较微弱，在室外跑步能弥补阳光的不足，阳光可促进身体对钙、磷的吸收，有助于骨骼健康。

处暑养生健康菜

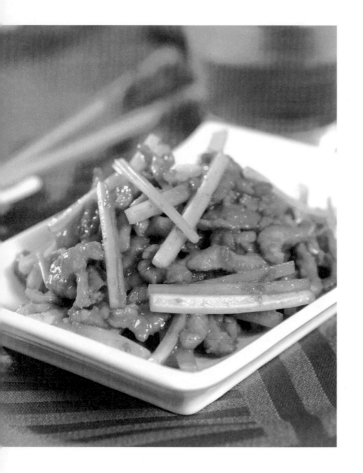

芹菜炒羊肉

材 料

羊肉丝、芹菜段各250克，植物油、姜丝、料酒、淀粉、豆瓣酱、香油、盐、味汁（酱油、醋、料酒、鸡精、淀粉、高汤）各适量。

做 法

1 羊肉丝加盐、料酒、淀粉上浆。
2 锅内倒入油烧至五成热，放入豆瓣酱炒出香味，再放入羊肉丝、芹菜段、姜丝翻炒至将熟，倒入味汁拌匀，淋香油即可。

鲜虾茭白

材 料

茭白600克，鲜虾25克，盐、香油各适量。

做 法

1 茭白剥壳刨皮，去老根，洗净，切条，焯水，沥干。
2 鲜虾略洗，放入锅中加清水烧出香味，再放入茭白条、盐烧至入味，汤汁将干时淋香油即可。

核桃仁拌熏豆腐干

材 料

核桃仁50克，熏豆腐干150克，酱油、香油、味精各适量。

做 法

1 熏豆腐干洗净，入沸水中焯烫，捞出，切小丁，放入盘中。

2 核桃仁放热水中浸泡片刻，捞出，沥干，放锅中炒至香脆，盛出，晾凉，切小丁。

3 核桃仁放入熏豆腐干盘中，加酱油、香油、味精拌匀即可。

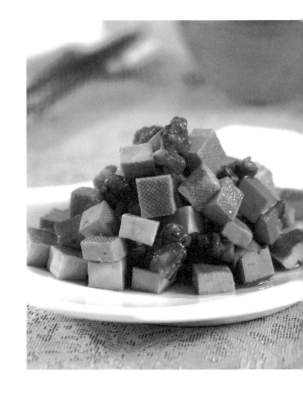

蜜烧红薯

材 料

红薯500克，红枣、蜂蜜各100克，植物油、冰糖各适量。

做 法

1 红薯洗净，去皮，切鸽蛋形；红枣洗净，去核，切碎末。

2 锅置火上，倒入植物油烧至五成热，放入红薯块炸熟，捞出，沥油。

3 干锅置火上，加入少许清水，放入冰糖熬化，放入红薯块煮至汁黏，加入蜂蜜，撒入红枣末搅匀，再煮5分钟，见糖汁均匀裹在红薯块上即可。

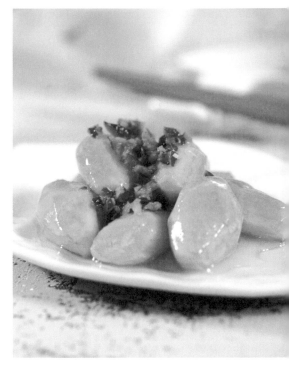

胡萝卜炒雪菜

材料

胡萝卜250克，雪菜200克，植物油、酱油、白糖、味精各适量。

做法

1 胡萝卜洗净，去皮，切丝；雪菜泡去多余盐分，洗净，切成碎末。

2 锅置火上，倒入油烧至五成热，放入胡萝卜丝煸炒，然后放入雪菜末一起翻炒均匀，加入酱油翻炒几下，再加入白糖，待胡萝卜丝与雪菜末均炒熟后，加味精调味即可。

糖醋豌豆苗

材料

豌豆苗300克，干红辣椒丝、白糖、盐、料酒、酱油、醋、香油、植物油、蒜泥、姜末、葱花各适量。

做法

1 豌豆苗掐去老根，洗净，沥水。

2 锅内倒油烧至五成热，放入干红辣椒丝、蒜泥、姜末、葱花煸香，再加入豌豆苗煸炒几下，最后加入料酒、盐、白糖、酱油、醋调味，炒至豌豆苗断生，淋香油即可。

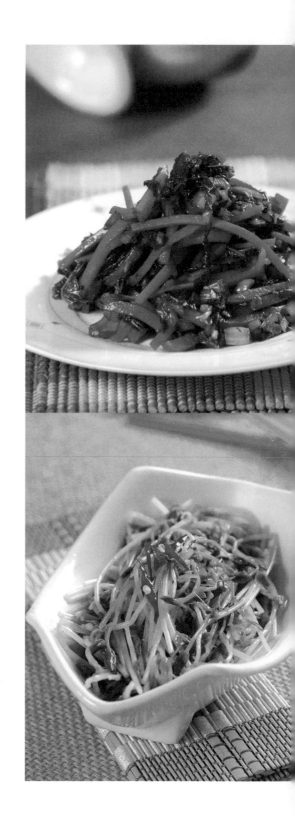

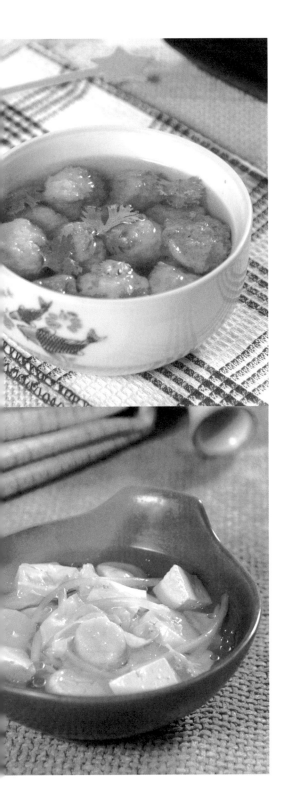

鲜虾荸荠汤

材 料

鲜虾400克，猪肉、荸荠、蛋清各100克，盐、味精、胡椒粉、植物油、香菜末各适量。

做 法

1 虾洗净，去沙线，剁成泥；猪肉洗净，切丁；荸荠洗净，去皮切碎。

2 将虾泥、猪肉丁、荸荠碎混合加蛋清、味精和盐顺时针搅成泥；将肉泥挤成丸子，下油锅炸至丸子漂起，捞出。

3 锅内倒入水烧沸，放虾丸略煮，撇去浮油，加盐、味精、胡椒粉、香菜末调味即可。

扇贝豆腐汤

材 料

扇贝200克，豆腐100克，圆白菜50克，绿豆芽40克，高汤、白胡椒粉、盐、味精、姜片各适量。

做 法

1 扇贝去壳，去掉黑的内脏部分，用盐水浸泡，洗净；豆腐入沸水中焯烫3分钟，捞出，切小块；圆白菜洗净，掰小块；绿豆芽择洗净。

2 锅中倒入高汤大火煮沸，加入扇贝、豆腐块、姜片煮5分钟，加入圆白菜块、绿豆芽煮3分钟，加盐、味精、白胡椒粉调味即可。

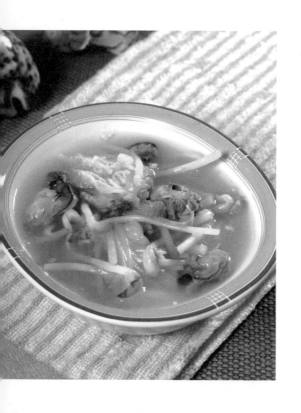

牡蛎白菜汤

材 料

牡蛎200克，白菜心100克，黄豆芽50克，葱花、姜丝、味精、盐、高汤各适量。

做 法

1 牡蛎洗净，入沸水锅中焯水，捞出；白菜心洗净，剖开；黄豆芽择洗净，入沸水中稍焯，捞出。

2 汤锅置火上，倒入适量高汤，大火煮沸后放入牡蛎、姜丝煮约10分钟，加入黄豆芽、白菜心，中火煮约2分钟，加入盐、味精调味，撒上葱花即可。

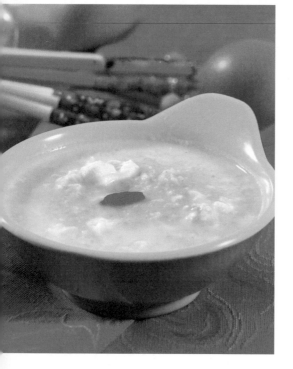

小米蛋奶粥

材 料

小米100克，牛奶300克，鸡蛋2个，枸杞子、白糖各适量。

做 法

1 小米淘洗干净，用清水浸泡片刻，沥水。

2 锅内加入适量水，放入小米，先用大火煮至小米开花，加入牛奶继续煮至米粒松软烂熟。

3 鸡蛋打散，淋入奶粥中煮成蛋花，加适量白糖熬化即可（可用枸杞子做装饰）。

火腿玉米粥

材 料

鲜玉米粒100克，火腿50克，鲜香菇25克，米饭1碗，胡萝卜30克，高汤、盐、白糖、白胡椒粉、香油各适量。

做 法

1 玉米粒洗净；鲜香菇去蒂，洗净，切丁；火腿切小丁；胡萝卜洗净，切丁。

2 米饭倒入高汤内，大火煮沸，小火煮稠，不停搅动，加入胡萝卜丁、玉米粒、香菇丁、火腿丁、盐、白糖及白胡椒粉，熬煮熟透，淋上香油即可。

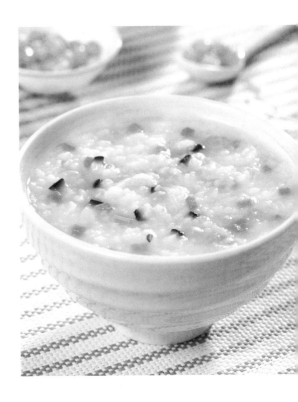

银耳莲子粥

材 料

银耳10克，莲子30克，糯米80克，红枣3颗，冰糖适量。

做 法

1 银耳洗净，用温水泡透，沥干水分；红枣洗净，沥干。

2 莲子洗净，用沸水浸泡莲子至其变软，去除莲子芯，沥干。

3 糯米洗净，放入锅中，加适量水，搅匀，煮沸，放入银耳、莲子、红枣，搅拌均匀；再次煮沸后，放入冰糖，用小火熬至黏稠即可。

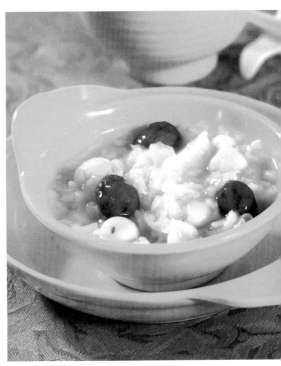

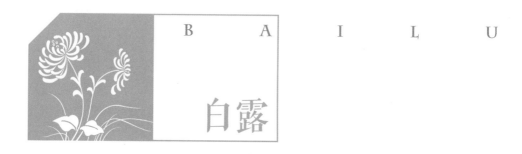

白露

养生原则：秋补好时机

〔注意呼吸道疾病〕

　　白露节气已是真正的凉爽季节的开始，很多人在调养身体时一味地强调海鲜、肉类等营养品的进补，而忽略了季节性的易发病，给身体造成损伤，影响学习和工作。在白露节气中要避免鼻腔疾病、哮喘病和支气管病的发生。特别是对于因体质过敏而引发的上述疾病，在饮食调节上更要慎重。凡是因过敏引发的支气管哮喘的病人，平时应少吃或不吃鱼虾海腥、生冷炙烩腌菜、辛辣酸咸甘肥的食物，如带鱼、螃蟹、虾类、胡椒等。

〔进补的大好时机〕

　　秋季人体的精气开始收藏，有利于补品的吸收藏纳，有助于改善脏腑功能、增强体质，正是进补的大好时机，可选用补而不峻、防燥不腻的平补之品。具有这种作用的食品有桂圆、莲子、红枣、山药、银耳、枸杞子、黑芝麻、核桃仁等。

〔防感冒〕

　　白露后早晚天气较凉，呼吸道疾病多因受凉而复发。要保持居室内外空气流通，以保持室内空气洁净新鲜，在开窗通风的同时也要注意保暖。另外，不要到空气污染严重的地方去，有晨雾的天气尽量不外出，更不能在晨雾中锻炼。

白露食补：勿太咸，养阴润燥

〔避免吃得太咸〕

　　现代医学研究表明，高盐饮食能增加支气管的反应性，在很多地区，哮喘的发病率与食盐的销售量成正比，这说明哮喘病人不宜吃得过咸。在秋季养生中，特别是节气的变更时，不但要体现饮食的全面调理和有针对性地加强某些营养食物用来预防疾病，还应发挥某些食物的特异性作用，使之直接用于某些疾病的预防。

〔补充维生素〕

白露是典型的秋季气候，具备了秋季最明显的干燥特点，也就是人们常说的"秋燥"。燥邪伤人，容易耗人津液，而出现口干、唇干、鼻干、咽干及大便干结、皮肤干裂等症状。预防秋燥的方法很多，可适当地多吃一些富含维生素的食品，也可选用一些宣肺化痰、滋阴益气的中药，如人参、沙参、西洋参、百合、杏仁、川贝等。

〔多吃养阴润燥的食物〕

秋天雨少天干，在饮食方面要注意多喝开水、菜汤、豆浆、牛奶等，还要多吃青菜、香菇、白菜、萝卜、葡萄、柿子、梨、芝麻、蜂蜜等润肺生津、养阴润燥的食物，少食辛辣，以免引起咽干鼻燥等秋燥病证。

起居养生：宜穿舒适衣物

〔外出游玩小心过敏〕

白露节气秋高气爽，正是人们外出旅游的大好时光。然而，常有不少游客在游泳期间出现类似"感冒"的症状。发生鼻痒、连续打喷嚏、流清鼻涕，有时眼睛流泪、咽喉发痒，还有人耳朵发痒等等。这些表现很容易让人联想到感冒。其实这不一定是"感冒"，而可能是"花粉热"。

〔秋季着装有讲究〕

白露时节穿秋装要宽紧适度，长短大小适宜，穿在身上使人感到舒适。另外，秋季不宜露臂、露胸、露腿。秋季的外衣裤应用纯丝或纯棉织品或混纺品为面料，既可防秋凉，又能防燥热，质地柔中有刚、软中有硬，穿在身上爽身也气派。秋季的内衣裤要求面料柔软、清润，如丝绸、不过浆水的软胎棉布。男性内衣要紧中有松、狭中有宽，内裤要紧松适中；女性的内衣要上紧、中松、下紧，内裤宜紧。女性内衣袖子要紧中松，手端宜紧，男性内衣袖子上下宜松些。

白露养生健康菜

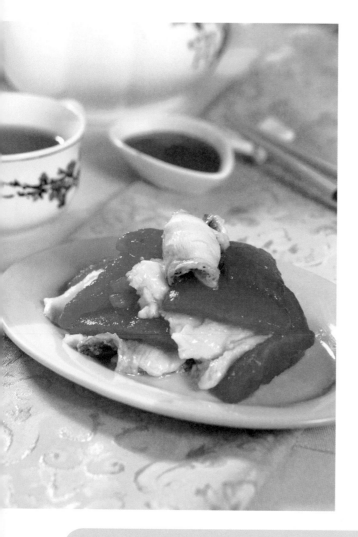

番茄炒鱼片

材 料

鱼肉100克，番茄片200克，植物油、白糖、姜末、淀粉、盐各适量。

做 法

1 鱼肉洗净，片成薄厚均匀的片，用盐、姜末、淀粉腌渍片刻。

2 锅内倒入植物油烧至两成热，下鱼肉片翻炒至半熟，捞出，沥油。

3 炒锅内留底油烧热，下入番茄片稍炒，再下入鱼片，待鱼片熟时放白糖炒匀即可。

贴心小提示
Intimate tips

鱼的种类很多，主要的食用淡水鱼包括鲤鱼、草鱼、鲫鱼、鳜鱼等，海水鱼包括黄鱼、带鱼、鲳鱼等。它们都具有肉质细嫩鲜美、营养丰富的特点，是一些维生素、矿物质的良好来源。

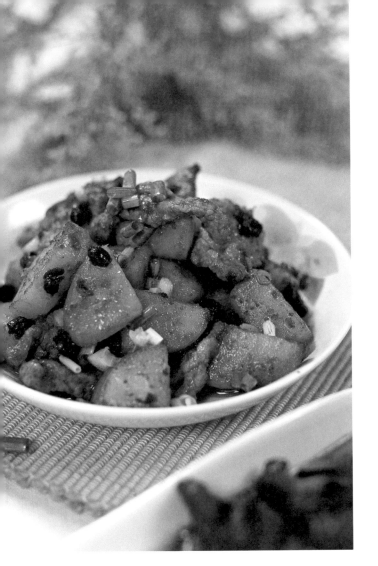

红薯蒸牛肉

材 料

牛肉100克，红薯200克，葱末、姜末、米粉、豆瓣酱、料酒、酱油、白糖、花椒粉、盐、植物油各适量。

做 法

1 牛肉洗净，切成片；红薯去皮，洗净，切成块。

2 将牛肉片、红薯块放入碗中，加米粉、葱末、姜末、豆瓣酱、料酒、酱油、白糖、花椒粉、盐搅拌均匀，浇上植物油，上屉蒸熟即可。

土豆烧牛肉

材 料

土豆块400克，牛肉块350克，洋葱粒50克，植物油、大料、酱油、白糖、盐、鸡精各适量。

做 法

1 锅内倒入植物油烧至四成热，放入土豆块炸至金黄色，盛出。

2 锅内留底油，炒香大料、洋葱粒，放入牛肉块、酱油，炖至牛肉块半熟，放土豆块、白糖和清水，大火煮沸后转中火煮熟，拣去大料，加盐、鸡精调味即可。

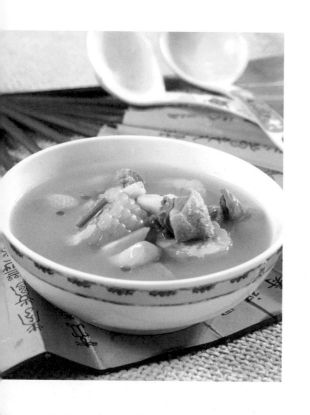

荸荠玉米老鸭汤

材 料
鸭肉400克，荸荠100克，玉米1根，盐、味精、胡椒粉、香葱段、姜块各适量。

做 法
1. 荸荠去皮，洗净；玉米洗净，剁段；鸭肉洗净，剁块，放沸水中焯去血水，捞出，沥水。
2. 煲锅内倒入适量清水，放入鸭肉块、姜块，大火煮沸后改小火煲40分钟，放入玉米段、荸荠一同煲至熟；加盐、味精、胡椒粉调味，撒上香葱段即可。

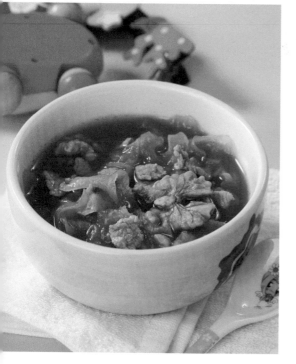

核桃银耳汤

材 料
核桃仁30克，银耳10克，猪瘦肉100克，盐适量。

做 法
1. 核桃仁洗净；银耳用清水泡发，去掉未开的根部及发黄的部分，撕成片；猪瘦肉洗净，切片。
2. 煲锅置火上，倒入适量清水，放入核桃仁、银耳与猪瘦肉片，用大火煮沸，再转小火煮至肉熟烂，加入盐调味即可。

糯米山药粥

材料

山药200克，糯米150克，红枣10个，枸杞子、白糖各适量。

做法

1 糯米淘洗干净，泡4小时；红枣洗净；山药洗净，去皮，切丁，放入水中略泡。
2 锅中倒入适量清水，放入糯米煮沸，改小火，加入红枣与糯米同煮至糯米开花，放入山药丁煮至熟，最后加白糖调味，关火前加入枸杞子即可。

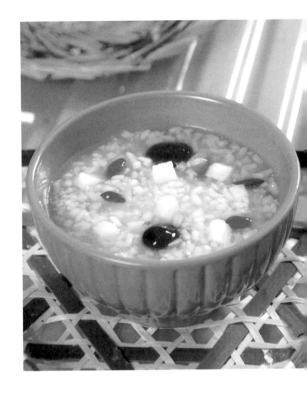

牛奶蜜枣粥

材料

蜜枣30克，麦片50克，牛奶250毫升，白糖适量。

做法

1 蜜枣洗净，切小粒。
2 锅中加清水适量，放入麦片、蜜枣，大火煮沸后改小火煮成粥。
3 加牛奶继续煮约10分钟，然后加入少许白糖调味即可。

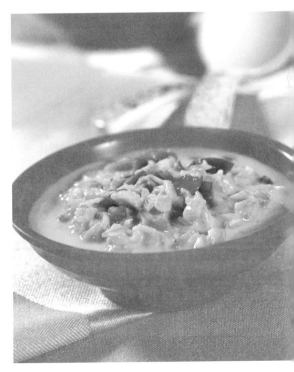

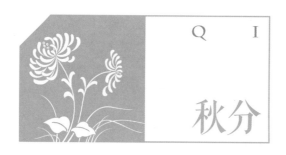

QIUFEN

秋分

养生原则：调神防燥，勿乱进补

〔精神调养〕

　　培养乐观情绪，保持神志安宁，避肃杀之气，收敛神气，才能适应秋天的干燥之气。因此我们需要讲究心理卫生，保持精神愉快和情绪稳定，避免紧张、焦虑、恼怒等不良情绪的刺激。还可适当增加户外活动，比如爬山、秋游等，以舒缓心情。

〔预防秋燥〕

　　从秋分节气开始，人们的秋燥证一般属于凉燥性质的。秋分以前有暑热的余气，故多见于温燥；秋分之后，秋风渐紧，寒凉渐重，所以多出现凉燥。因此，我们在预防秋燥的同时，还要视具体情况区别对待，分清自己究竟属于凉燥还是温燥热。

〔预防胃肠疾病复发〕

　　天气逐渐变凉，人体胃部非常容易受寒邪从而引起胃部的相关疾病，原来患有胃病的人可能病情会加重。所以患有慢性胃炎的人，此时要特别注意胃部的保暖。

　　适时增添衣服，夜晚睡觉盖好被褥，以防腹部着凉而引发胃痛或加重旧疾。胃病患者的秋季饮食应以温、软、淡、素、鲜为宜，做到定时定量，少食多餐，使胃中经常有食物和胃酸进行中和，从而防止过多胃酸侵蚀胃黏膜和溃疡面而加重病情。

　　进补切不可乱补。首先，注意不要无病进补。无病进补，既增加开支，又损健康。其次，忌慕名进补，如过量滥用滋补品反而可能会导致过度兴奋、烦躁激动、血压升高，甚至引起鼻出血等。

〔秋分时节要注意精神调摄〕

这一时节要保持"心无其心，百病不生"的境界，养成"不以物喜，不以己悲"、神志安宁、乐观开朗、宽容豁达、淡泊宁静的性格，收神敛气，保持内心宁静，可减少秋季肃杀之气对身心的影响，以适应秋天容平之气。

秋分食补：食粥润肠，滋润生津

〔早晨食粥润肠道〕

初秋时节，仍然是湿热交蒸，以致脾胃内虚，抵抗力下降，这时若能吃些温食，特别是食用大米或糯米，均有极好的健脾胃、补中气的功能。对中老年胃弱的人，早餐宜食粥，如芝麻粥、大米百合粥、核桃仁粥等，有利于益胃、生津、润肠通便。

〔滋润生津防秋燥〕

秋燥常会使人的皮肤和口角干裂，皱纹增多，口干咽燥，还可见毛发脱落增多，大便也易干结。这时除应注意保持室内一定的温度和湿度外，还要适当多吃水果和补充水分。中医养生学认为，秋宜甘润，润肺防燥。晨饮淡盐水，晚饮蜂蜜水，既是补充人体水分、防止便秘的良方，也是养生、抗衰老的重要法则。秋季要多吃些滋阴润燥的水果及其他食物，如甘蔗、梨、鸡肉、莲藕、菠菜、白菜、燕窝、豆浆等，可润肺生津、养阴润燥。对于确有阴伤之象，表现为口燥咽干、干咳痰少的人，可适当服用沙参、麦冬、百合、杏仁、川贝等中药材，这对于缓解秋燥有良效。

〔多吃百合和菊花〕

秋季易伤肺，易致皮肤干裂、咳嗽少痰等病症，而百合味甘微苦、性平、润肺止咳、清心安神，正可缓解以上症状。不过百合性偏凉，胃肠功能差者应该少吃。菊花有清肝明目、降压祛火、强体延年之功效。

〔注意忌口〕

由于此时是胃肠病的高发期，因此不宜多吃过冷、过烫、过硬、过辣、过黏的食物，更忌暴饮暴食，宜戒烟禁酒。

秋分养生健康菜

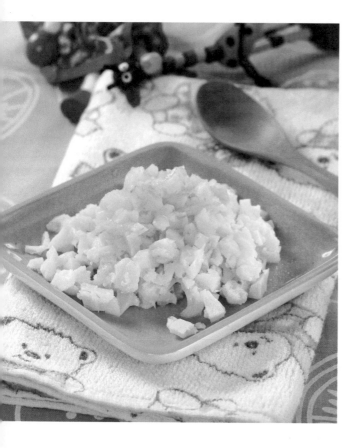

虾末花椰菜

材 料

花椰菜200克，虾仁100克，盐、味精、香油各适量。

做 法

1 花椰菜洗净，掰小朵，放入沸水中煮熟，捞出，沥水，放入盘中。
2 虾仁洗净，去除沙线，放入沸水中焯熟，捞出，切成末。
3 把虾仁末放到盛花椰菜的盘中，加适量盐、味精调味，最后淋少许香油拌匀即可。

牛肉炒胡萝卜丝

材 料

胡萝卜200克，牛肉150克，植物油、盐、料酒、淀粉、味精各适量。

做 法

1 胡萝卜洗净，切成丝；牛肉洗净，切丝，用料酒、盐、淀粉腌10分钟。
2 炒锅内倒植物油烧至三成热，放入牛肉丝炒至变色，盛出。
3 锅中留底油，放入胡萝卜丝煸炒至八成熟，再放入牛肉丝翻炒，加入盐和味精调味即可。

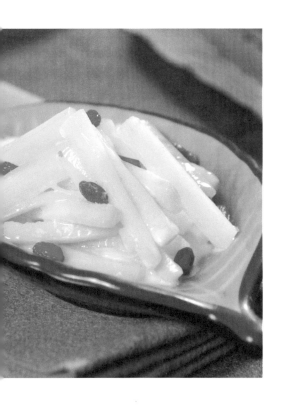

凉拌山药枸杞

材 料

山药200克，枸杞子20克，椰汁适量。

做 法

1 山药去皮，洗净，切成长约5厘米
的条，入沸水焯至熟，再放入冰水
中冰镇一下，增加脆度。

2 枸杞子洗净，用凉水泡好。

3 将山药块码入盘中，撒上枸杞子，
浇上椰汁，拌匀即可。

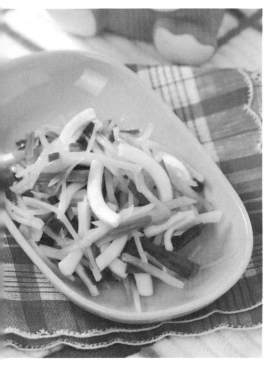

双鲜土豆丝

材 料

土豆丝300克，鲜鱿鱼75克，韭菜段
50克，植物油、料酒、盐、白糖、
醋、姜丝各适量。

做 法

1 鱿鱼洗净，切丝，在沸水锅中焯
透，捞出，沥干。

2 炒锅置火上，倒入适量植物油烧至
五成热，放入姜丝炒香，放入土豆
丝，大火快炒至断生，放入鱿鱼丝
翻炒，放入韭菜段炒匀，加盐、料
酒、白糖、醋炒熟即可。

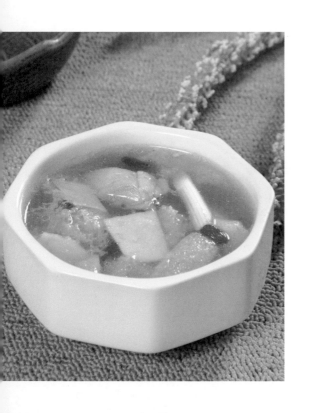

芋头鸡块汤

材 料

母鸡1只，芋头300克，竹荪20克，枸杞子10克，植物油、姜片、葱段、料酒、盐各适量。

做 法

1 母鸡处理干净，剁块，焯水，捞出沥干；芋头剥皮，洗净，切块；竹荪泡软，切成段；枸杞子洗净。
2 锅内倒植物油烧至五成热，煸香姜片、葱段，放入鸡块，煸炒片刻。
3 沙锅内倒入适量高汤，大火烧沸后放入所有材料，煮沸后改小火焖煮2小时至鸡肉熟后，放入适量盐调味即可。

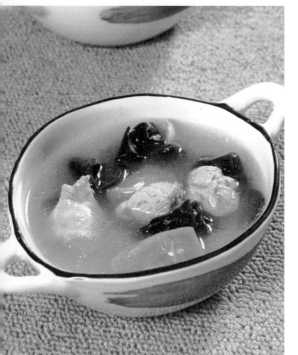

南瓜海带减脂汤

材 料

南瓜1个，猪瘦肉200克，干海带2条，盐、味精各适量。

做 法

1 干海带洗净，泡入水中至软，切成长约2厘米的段。
2 南瓜去皮、子，洗净，切成小块；猪瘦肉洗净，切块。
3 将海带段、南瓜块、猪瘦肉块放入汤锅中，加适量水，大火煮沸后，改用小火煮3小时至肉熟，放入盐、味精调味即可。

蔬菜糙米粥

材 料

糙米100克，胡萝卜50克，洋葱20克，香油、盐各适量。

做 法

1 糙米洗净，用水浸泡1个小时。

2 胡萝卜、洋葱均洗净，切末。

3 将糙米下锅，加入适量水，大火煮沸后加胡萝卜末、洋葱末，再用大火煮沸后转小火煮至粥烂，加少许盐、香油调味即可。

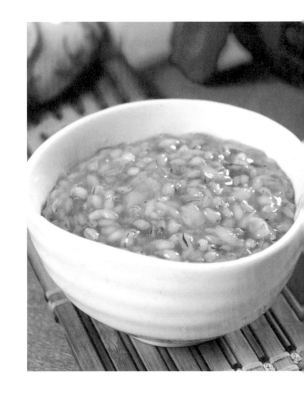

核桃粥

材 料

核桃仁100克，大米200克，黑芝麻、白糖各适量。

做 法

1 核桃仁放入锅中，小火翻炒后，研成末；黑芝麻炒熟。

2 大米用水淘洗干净，浸泡后放入锅中，加适量水，大火煮沸后改成小火煮20分钟左右，煮成粥。

3 将核桃末、黑芝麻加入大米粥中，用中火煮3分钟，最后再加白糖拌匀即可。

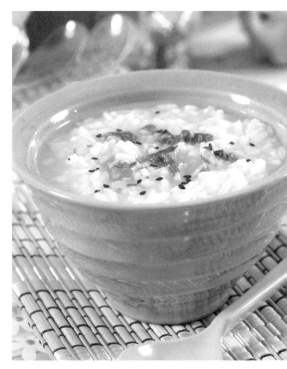

寒露

养生原则：润燥防病，保湿补水

〔润燥防病〕

从寒露时节起，雨水渐少，天气干燥，昼热夜凉，是燥邪当令，而燥邪最容易伤肺伤胃。加之这时气候干燥，容易引起身体器官的燥邪上火，所以养生的重点是养阴防燥、润肺益胃。此时的气候实际上是夏秋暑热与秋凉干燥的交替，最容易患上季节交换的感冒发热，这些季节性的常见病要充分防范，加以警惕。

〔寒露养生贵在和〕

此后，气温开始下降，空气中的湿度也随之下降。由于人体的生理活动与自然环境变化密切相关，秋季人体内阴阳也随之发生改变。秋季处于"阳消阴长"的过渡阶段，因此，秋季养生在对精神情志、饮食起居、运动导引等方面进行调节时，应注重一个"和"字，即"调和阴阳"，并要结合"秋收"的特点来进行养生保健。

〔保持乐观情绪〕

精神调养也不容忽视，由于气候渐冷，日照减少，风起叶落，时常在一些人心中引起凄凉之感，出现情绪不稳、易于伤感的忧郁心情。因此，此时要保持良好的心态，因势利导，宣泄积郁之情，培养乐观豁达之心。

寒露食补：多吃甘淡滋润的食物

〔润肺生津〕

秋季由于干燥，会耗散精气津液，在饮食上宜多吃些芝麻、核桃、银耳、萝卜、番茄、莲藕、牛奶、百合、香菇、冬瓜、泥鳅、沙参等有滋阴润燥、益胃生津作用的食物。同时室内要保持一定的湿度，注意补充水分，多吃雪梨、香蕉、哈密瓜、苹果、提子等水果。

保持饮食清淡，不吃或少吃辛辣烧烤类的食物，这些食物容易加重秋燥对人身体的危害。包括辣椒、生姜、花椒、葱、桂皮及酒等。

〔忌吃肥甘，慢进补〕

随着气温的降低，人们很自然地想到要进补了，但是这时脾胃功能尚未完全适应气候的变化，盲目进食肥甘厚味等滋腻补品，易使脾胃运化失常，从而导致疾病的发生。因此，秋季在饮食调补时，要甘淡滋润，以防过食肥甘，生火、生痰、生燥，更伤阴。

〔适当多食甘淡滋润的食物〕

这类食物既可补脾胃，又能养肺润肠，可防治咽干口燥等症。水果有梨、柿、荸荠、香蕉等；蔬菜有胡萝卜、冬瓜、藕、银耳等及豆类、菌类、海带、紫菜等。中老年人和慢性患者应多吃些红枣、莲子、山药、鸭、鱼、肉等食品。早餐应吃温食，最好喝热药粥，因为大米、糯米均有极好的健脾胃、补中气的作用。

起居养生：分时调养，室内通风

〔分时调养〕

秋季凉爽之时，人们的起居时间应做相应的调整。每到天气变冷，患脑血栓的病人就会增加，这与天气变冷、人们的睡眠时间增多有关，因为人在睡眠时，血流速度减慢，易于形成血栓。为避免血栓的形成，应顺应节气，早睡早起，分时调养，确保健康。

〔室内通风〕

寒露以后，随着气温的不断下降，感冒是最易流行的疾病。在气温下降和空气干燥时，感冒病毒的致病力增强。此时很多疾病的发生会危及老年人的生命，其中最应警惕的是心脑血管疾病。另外，中风、老年慢性支气管炎、哮喘病、肺炎等疾病也严重地威胁着老年人的生命安全。因此，要采取综合措施，积极预防感冒。还要科学调理饮食，注意药物防治，改善居室环境，避免烟尘污染，保持室内空气流通、新鲜。

寒露养生健康菜

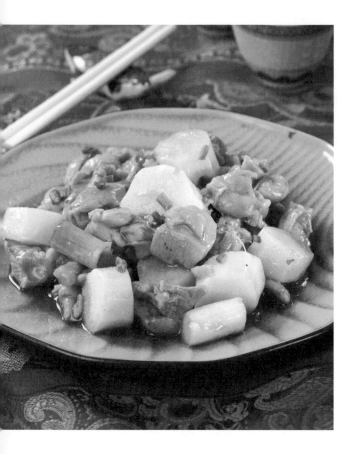

山药炒子鸡

材　料

子鸡肉250克，山药100克，植物油、料酒、酱油、淀粉、葱段、白糖、醋、香油、盐各适量。

做　法

1 子鸡肉洗净，切块，加盐、料酒、淀粉腌渍；山药洗净，去皮，切段。

2 锅置火上，倒入植物油烧至五成热，煸香葱段，放入鸡块翻炒，再下入山药段、盐翻炒，加入酱油、白糖、醋炒匀，加入适量清水，大火煮熟，收汁，淋上香油即可。

番茄炒玉米粒

材　料

番茄200克，甜玉米粒100克，植物油、葱花、盐、白糖各适量。

做　法

1 番茄洗净，切小丁；甜玉米粒洗净，沥干水分。

2 炒锅内倒入植物油烧至五成热，放入番茄丁炒熟，加入盐、白糖炒匀，盛出。

3 锅内留底油烧至五成热，放入甜玉米粒炒熟，倒入番茄丁炒匀，加盐调味，撒入葱花即可。

麻婆豆腐

材 料

豆腐块400克，牛肉末30克，植物油、盐、豆瓣酱、麻辣粉、豆豉、葱末、蒜末、姜末、辣椒粉、水淀粉、花椒粉各适量。

做 法

1 豆腐块用盐腌渍，焯水，捞出，沥干备用；豆豉剁成蓉。

2 锅内倒入植物油烧至五成热，将牛肉末和豆瓣酱一起翻炒，放入麻辣粉、豆豉蓉、蒜末、姜末、辣椒粉炒至入味，放入豆腐块和少许水，用小火煮沸，再用水淀粉勾芡，至浓稠时撒上花椒粉、葱末即可。

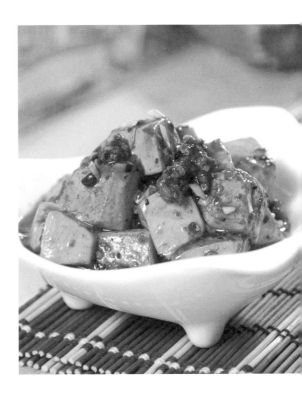

香糯荷藕

材 料

藕1节，糯米、白糖、蜂蜜、盐各适量。

做 法

1 藕洗净，刮去表皮，从一端切开，将淘洗后的糯米填入藕孔中，再将切开的一端复原，用小竹签固定。

2 锅中放入清水，放入白糖、蜂蜜、盐、藕烧沸，小火焖至酥烂，食用时切片即可。

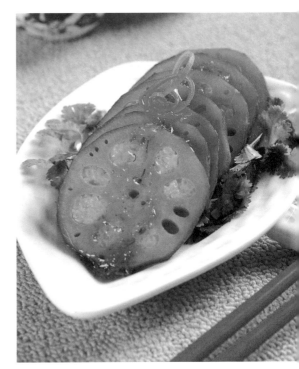

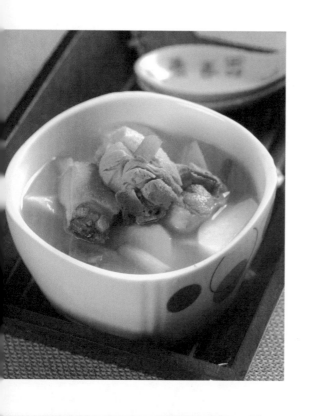

芋头鸭块煲

材料

小芋头150克，熟鸭块120克，葱段、姜片、料酒、盐、味精、高汤、胡椒粉、植物油各适量。

做法

1 小芋头去皮，洗净，放入沸水中焯片刻，捞出，放清水中浸凉。

2 锅置火上，倒入植物油烧至五成热，放入葱段、姜片、芋头稍炒，加入熟鸭块、高汤、料酒烧沸后，撇去浮沫，转小火焖20分钟至鸭肉酥软，加入盐、味精调味，拣去姜片，撒入胡椒粉即可。

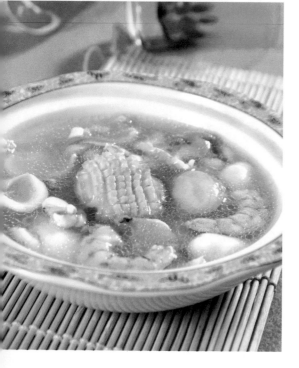

海鲜五宝

材料

鲍鱼80克，蚬子50克，海螺肉片、墨鱼片各100克，对虾120克，盐、料酒、白糖、胡椒粉、水淀粉、鸡油、高汤各适量。

做法

1 鲍鱼取肉，洗净，剞十字花刀；蚬子洗净，蒸熟取肉；海螺、墨鱼片洗净；对虾去壳、沙线，洗净煮熟。

2 鲍鱼肉、蚬肉、对虾、墨鱼片、海螺片放入沙锅，大火用高汤煮熟；加入盐、料酒、白糖、胡椒粉、鸡油调味后，用水淀粉勾芡即可。

燕麦南瓜粥

材 料

燕麦片30克，南瓜150克，大米50克，盐适量。

做 法

1 南瓜洗净，去皮、子，切小块；大米淘洗干净，用水浸泡30分钟。

2 锅内加入泡好的大米和清水，大火熬煮。

3 待粥煮沸后转小火煮20分钟，放入南瓜块，小火煮10分钟，加入燕麦片，小火煮10分钟至米烂瓜熟，加盐调味即可。

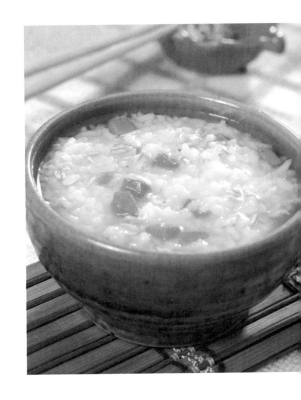

核桃燕麦粥

材 料

燕麦30克，大米100克，核桃仁15克，枸杞子、冰糖各适量。

做 法

1 大米、燕麦淘洗干净；核桃仁压碎；枸杞子泡洗干净。

2 锅置火上，倒入适量水烧沸，放入大米再次煮沸，转小火熬煮，加核桃碎、枸杞子煮20分钟至米烂，再加入燕麦煮沸，加冰糖调味即可。

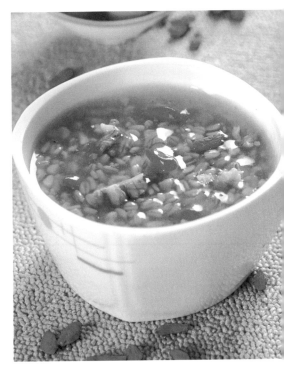

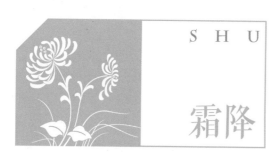

SHUANGJIANG

霜降

养生原则：平补为主，劳逸结合

〔平补〕

秋季是易犯咳嗽的季节，也是慢性支气管炎容易复发或加重的时期。霜降之时乃深秋之季，在五行中属金，五时中（春、夏、长夏、秋、冬）为秋，在人体五脏中（肝、心、脾、肺、肾）属肺。根据中医养生学的观点，在四季五补（春要升补、夏要清补、长夏要淡补、秋要平补、冬要温补）的相互关系上，则应以平补为原则，在饮食进补中当以食物的性味、归经加以区别。

〔劳逸结合，冷暖得当〕

在寒冷的深秋时节，要特别注意自我保养，增强自我保健意识。保持情绪稳定，避免情绪消极低落；注意劳逸结合，避免过度劳累；适当进行体育锻炼，改善胃肠血液供应；注意防寒保暖，特别应注意腹部保暖；坚持定时定量进餐，食物冷暖适宜，切忌暴食和醉酒，同时要避免服用对胃肠黏膜刺激性大的食物和药物。

霜降食补：少吃过热、辛燥食物

〔少辛增酸强肝功〕

谚语有"补冬不如补霜降"的说法，中医认为"秋补"比"补冬"更为重要。

少吃辛味，肺气太盛易损伤肝的功能，故在秋天要"增酸"（肝五味主酸），以增强肝脏的功能。要少吃葱、姜、蒜、韭菜、辣椒等辛味之品，而要多吃一些酸味的水果和蔬菜，可选择苹果、石榴、葡萄、芒果、杨桃、柚子、柠檬、山楂等。

〔勿食过热食物〕

霜降节气，是秋天的最后一个节气，按中医理论，此节气脾脏功能处于旺盛时期，由于脾胃功能过于旺盛，易导致胃病的发生。寒冷的季节里，大多数人喜欢热食，如吃火锅、喝热粥等，特别是有人常以烧酒御寒，这无疑是火上浇油，增加对胃黏膜的刺激，可促使溃疡面扩大加深，使病情加重，如溃疡损伤血管就会引起消化道出血。因此，此节气应避免吃过热的食物。

〔忌食辛燥伤肺阴〕

秋季最好忌食辛辣、烧烤、油炸食品。应适当多使用少量的蒜、葱、生姜、大料、茴香等辛辣的调味品来进行调味，或以性温的食物来煲汤，应注意选配银耳、百合、荸荠之类滋阴润燥的食物同煲，就不会加重秋燥的症状。

从霜降开始，气候逐渐寒冷，秋补可以适当多吃些猪肉、羊肉和兔肉。秋季偏燥，易犯咳嗽，也是慢性支气管炎容易复发或加重的时期，应多吃些有润肺作用的水果和蔬菜，如梨、苹果、萝卜等。

起居养生：注意保暖，锻炼强身

〔注意保暖〕

膝关节骨性关节炎的发生，与气候变化关系密切。由于天气变得一天比一天寒冷，老年人容易患上"老寒腿"的毛病。"老寒腿"也就是膝关节骨性关节炎。

因此，老人到了秋末应特别当心，注意膝关节的保健，尤其应做好膝关节的保暖防寒工作。

〔常做呼吸导引功〕

仰卧在床上，两脚分开与肩同宽，脚尖自然外分，全身放松，自然呼吸十二息，即改为口吸，吸要深长直吞入腹，再慢慢自鼻呼出，一吸一呼为一次，共做36次。此功法可散寒止痛，改善腹寒、腹痛。

霜降养生健康菜

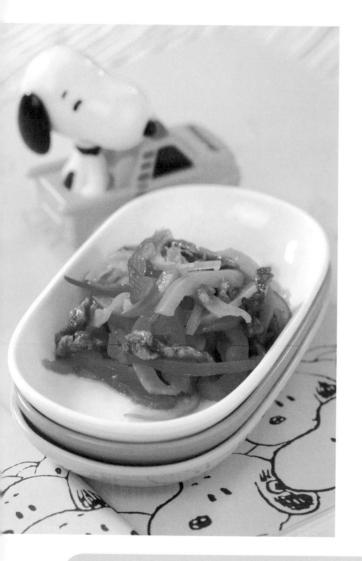

肉丝炒甜椒

材 料

猪瘦肉30克，红椒、黄椒、青椒各60克，鸡蛋1个（打成蛋液），淀粉、水淀粉、植物油、花椒水、香油、葱末、姜末、盐各适量。

做 法

1. 猪瘦肉洗净，切丝，将鸡蛋液和淀粉拌成糊，给猪瘦肉丝上浆；红、黄、青椒分别去蒂、籽，洗净，切丝。

2. 炒锅内倒入植物油烧至五成热，放入猪瘦肉丝炒至变白，捞出。

3. 锅内留少许油，炒香葱末、姜末，放入花椒水、猪瘦肉丝、三色椒丝略炒，加盐及适量水炒熟，用水淀粉勾芡，淋上香油即可。

贴心小提示
Intimate tips

甜椒有许多作用如健胃、利尿和防腐等。对某些人来说，甜椒也许不易消化，去皮可帮助甜椒被人体更好地消化。甜椒还具有明目、提高免疫力的作用。

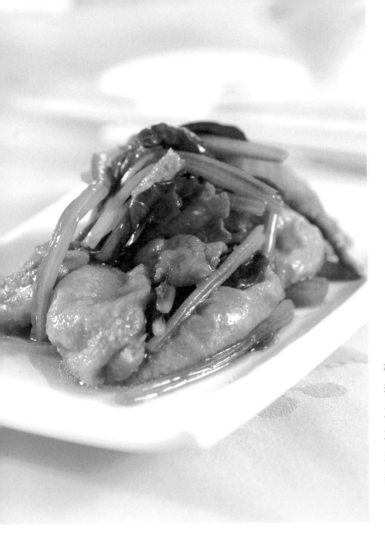

材 料

猪肉150克，菠菜、面筋、植物油、酱油、料酒、水淀粉、白糖、盐、葱末、姜末、干红辣椒各适量。

菠菜面筋肉片

做 法

1 猪肉洗净，切薄片，用水淀粉、盐调成糊给肉片上浆；菠菜择洗干净，切小段；面筋洗净，切成小块。

2 锅置火上，倒入植物油烧至三成热，放入猪肉片滑油至八成熟，捞出。

3 锅置火上，倒入植物油烧热，放入葱末、姜末、干红辣椒炒香，放入猪肉片、酱油、料酒、盐、白糖翻炒，放入菠菜段、面筋块煸炒至熟即可。

贴心小提示
Intimate tips

菠菜不能与钙片同吃。菠菜富含草酸，草酸根离子在肠道内与钙结合后易形成草酸钙沉淀，不仅阻碍人体对钙的吸收，而且还容易形成结石。

西芹百合炒草莓

材 料

西芹400克，草莓200克，鲜百合100克，盐、蒜末、水淀粉、植物油各适量。

做 法

1 西芹洗净，斜切成段；百合剥开，用清水稍泡2分钟，洗净；草莓去蒂，洗净，切成片。

2 锅置大火上，放入清水煮沸，加入少许盐，下入西芹段、百合瓣焯水至断生，捞出，沥干水分。

3 锅内倒入油烧热，下蒜末炒香，再加入草莓片、西芹段、百合瓣，放入盐调味，水淀粉勾芡即可。

白果荸荠炒藕尖

材 料

白果仁50克，荸荠100克，藕尖200克，植物油、盐、白糖各适量。

做 法

1 白果仁洗净，放入锅中，倒入适量水，用大火煨熟；荸荠洗净，去皮，切成片；藕尖去皮，洗净，切成细段。

2 锅置火上，倒入植物油，大火烧至五成热，放入藕尖段、荸荠片、白果仁一起爆炒，炒熟后，加入盐、白糖调味即可。

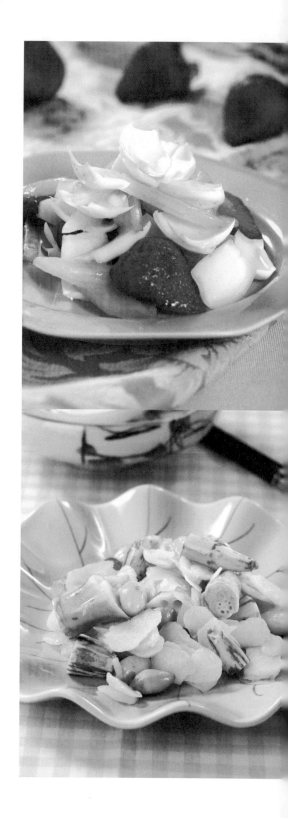

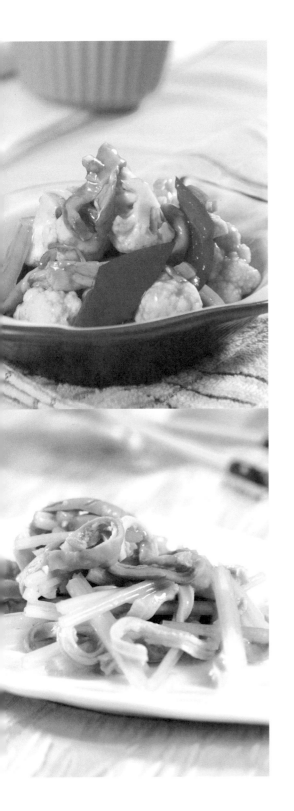

鲜蘑炒花椰菜

材 料

蘑菇、花椰菜各300克，青椒片、红椒片各10克，盐、味精、酱油、水淀粉、植物油、葱末、姜末各适量。

做 法

1 蘑菇去蒂，洗净，撕成条；花椰菜洗净，切小块。蘑菇条和花椰菜块均焯水，沥干。

2 锅内倒植物油烧热，炒香葱末、姜末，放入鲜蘑菇条、花椰菜块、青椒片、红椒片炒匀，加盐、味精、酱油调味，用水淀粉勾芡即可。

芹菜肚丝

材 料

熟猪肚200克，芹菜100克，盐、大蒜、香油各适量。

做 法

1 芹菜去叶，洗净，切段，焯水。

2 熟猪肚反复用水洗净，切丝。

3 大蒜去皮，洗净，捣成泥。

4 将芹菜段、猪肚丝放盘中，加盐、蒜泥、香油拌匀即可。

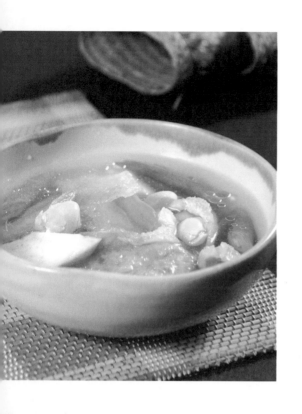

白果芋头鱼肚汤

材　料

鲜鱼肚200克，芋头300克，白果30克，四季豆50克，高汤、盐、鸡精各适量。

做　法

1 芋头洗净，去皮，切成小块；鲜鱼肚洗净，切片；四季豆洗净，切段；白果去壳，洗净，放入水中浸泡片刻。

2 汤锅中加高汤煮沸，放入白果、芋头块、鲜鱼肚片、四季豆段大火煮沸，转小火煮20分钟至熟透，加盐、鸡精调味即可。

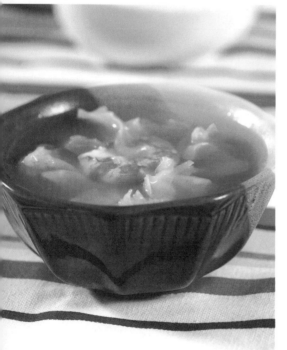

银耳南瓜汤

材　料

南瓜100克，干银耳、虾仁、葱花、花椒粉、盐、鸡精、植物油各适量。

做　法

1 银耳用清水泡发，择洗干净，撕成小朵；南瓜去皮瓤，洗净，切块；虾仁洗净，去沙线。

2 锅内倒入植物油烧至五成热，加葱花、花椒粉炒香，放入南瓜块、银耳和虾仁翻炒均匀，再加适量清水煮至南瓜块软烂，最后放入盐和鸡精调味即可。

核桃枸杞粥

材 料

核桃仁、枸杞子各50克，大米250克，白糖适量。

做 法

1 枸杞子去除杂质，洗净；核桃仁洗净，掰成小块；大米淘洗干净，用冷水浸泡2小时左右，捞出，沥干备用。

2 锅置火上，加入泡好的大米，加适量清水，大火煮沸后，加入核桃仁小火熬煮40分钟，再加入枸杞子继续熬煮10分钟，成粥后，加白糖调味即可。

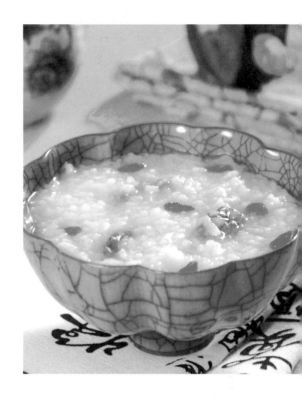

薏米猪肺粥

材 料

鲜猪肺250克，薏米100克，山萸肉6克，盐、味精各适量。

做 法

1 鲜猪肺洗净，放入沸水锅中焯一下，捞出，切块。

2 薏米淘洗干净，用清水泡1小时。

3 煲锅内加适量清水，薏米大火煮30分钟，加入猪肺块、山萸肉煮至全部熟透，加盐、味精调味即可（可用枸杞子做装饰）。

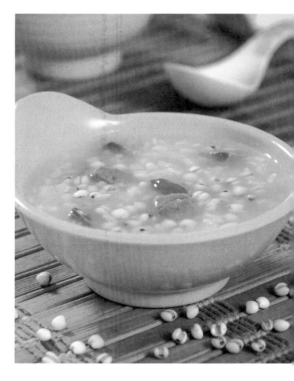

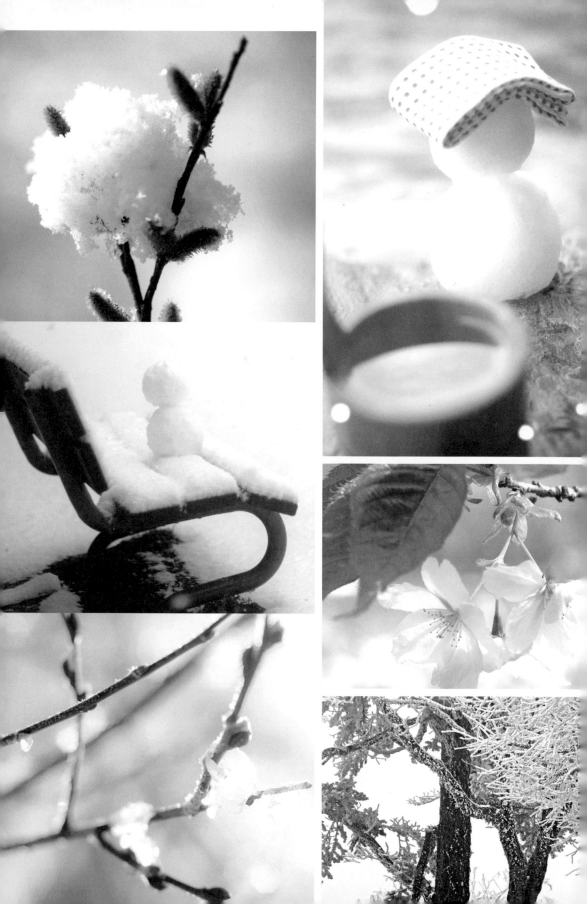

立冬	公历11月7日或8日 我国古时民间习惯以立冬为冬季的开始。
小雪	公历11月22日或23日 地寒为甚，故为小雪。
大雪	公历12月7日或8日 大者，盛也，至此而雪盛也。
冬至	公历12月21日或22日 阴极之至，阳气始生，日南至，日短之至。
小寒	公历1月5日或6日 天寒人不寒，改变冬闲旧习惯。
大寒	公历1月20日或21日 大寒一夜星，谷米贵如金。

立冬

养生原则：驱寒护阳，心态平和

〔潜藏阳气〕

人类虽没有冬眠之说，但民间却有立冬补冬之习俗。因为冬天是天寒地坼，万木凋零，生机潜伏闭藏的季节，人体的阳气也随着自然界的转化而潜藏于内。因此，冬季养生应顺应自然界闭藏之规律以敛阴护阳为根本。在精神调养上力求其静，控制情志活动，保持精神情绪的安宁，含而不露，避免烦扰，使体内阳气得以潜藏。

〔驱寒就温〕

入冬以后气候寒冷，宜驱寒就温，衣着应以温暖舒适、利于适气为原则，保暖的衣服有如养生之妙药，但也不可穿太厚。冬季进补仅适于阳虚或有寒邪、湿邪等人群，不适宜阴虚火旺及实热证人群。若出现大热、大渴、便秘、心烦等实热症状，或患有急性疾病，应暂停进补。

立冬后补肾为先。立冬后天气渐渐转寒，"寒为阴邪，易伤阳气"。由于人身阳气根源于肾，所以寒邪最易中伤肾阳。可见，数九寒冬若欲御寒，首当养肾。肾阴虚者，应选用海参、枸杞子、甲鱼、银耳等进行滋补，也可服知柏地黄口服液。肾阳虚者，应多吃羊肉、鹿茸、补骨脂、肉苁蓉、肉桂、益智仁等，也可用肾气丸。肾阴阳两虚者，则应选用补肾益气胶囊为佳。

〔保持心态平和〕

在冬季，人体的新陈代谢处于相对缓慢的时期，因此，冬季养生要注重于"藏"，"藏"的意思是指人在冬季要保持精神安静，要学会调控不良情绪，对于心中的不良情绪，可通过适当的方式发泄出来，以保持心态平和。

立冬食补：进补有方，预防感冒

〔不可盲目进补〕

冬季天气寒冷，应有的放矢地食用一些滋阴潜阳，热量较高的膳食为宜，如牛肉、羊肉、乌鸡、鲫鱼、豆浆、牛奶，同时也要多吃新鲜蔬菜以避免维生素的缺乏，如萝卜、青菜、豆腐等。冬季的西北地区天气寒冷，进补宜选用大温大热之品。而长江以南地区进补应以清补甘温为主。冬令进补应根据实际情况有针对性地选择清补、温补、小补、大补，切不可盲目进补。

〔多吃养肾食物〕

立冬食补宜吃栗子、花生、黑木耳。立冬时，心肺气弱，肾气强盛，饮食宜减辛苦，以养肾气。核桃、栗子、花生、黑木耳都是很好的养肾食物。此时饮食宜少吃生冷或燥热的食物，适合清补甘温的食物，如鸡、鸭、鱼、芝麻等，同时配以甘润生津的果蔬，如梨、冬枣、柑橘等。

〔冬季饮食防感冒〕

立冬之日，气温骤降、多风，很容易感冒，平时可注意饮食调养以防流感的发生。民间一直流传这样一首防感冒的"神仙粥"歌："一把糯米煮成汤，七个葱头七片姜，熬熟兑入半杯醋，伤风感冒保安康。"

起居养生：保证睡眠，运动补阳

〔保证睡眠〕

冬季起居调养强调"勿扰乎阳，早卧晚起，必待日光"。也就是说，在寒冷的冬季，不要因扰动阳气而破坏人体阴阳转换的生理功能。正如"冬时天地气闭，血气伏藏，人不可作劳汗出，发泄阳气"。因此，早睡晚起，日出而作，保证充足的睡眠，有利于阳气潜藏，阴精蓄积。

〔运动补阳〕

养生专家认为，在冬季更要坚持体育锻炼，以取得养肝补肾，舒筋活络，畅通气脉，增强自身抵抗力之功效。比如散步、打球、做操、慢跑、练拳舞剑等，都是适合冬季锻炼的项目。

立冬养生健康菜

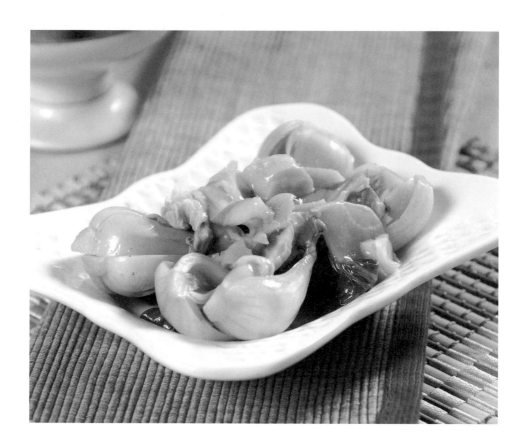

白汁菜心

材　料

油菜心250克，鲜贝150克，冬笋片25克，鲜蘑30克，高汤、水淀粉、植物油、姜末、葱末、盐各适量。

做　法

1 鲜蘑洗净，去蒂，切片；鲜贝洗净。

2 锅洗净置火上，加高汤烧沸，放入菜心煮至变色，捞出，盛在盘中。

3 锅置火上，倒入植物油烧至五成热，炒香姜末、葱末，放入鲜贝、冬笋片、鲜蘑片、盐，烧至入味，用水淀粉勾芡，浇在菜心上即可。

鸡蛋三丁

材 料

豌豆50克，胡萝卜100克，鸡蛋3个、盐、香油、味精各适量。

做 法

1 鸡蛋煮熟，捞出，去壳，取蛋白，将蛋白切成丁。

2 胡萝卜去皮，洗净，切丁；豌豆洗净；把胡萝卜丁和豌豆分别放入沸水中焯烫一下，捞出，晾凉。

3 将蛋白丁、胡萝卜丁、豌豆盛入盘中，最后加入盐、香油、味精拌匀即可。

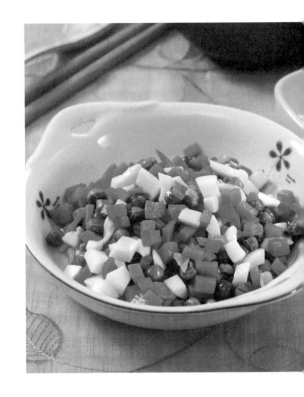

白萝卜炒肉片

材 料

白萝卜150克，猪肉300克，葱丝、姜丝、盐、料酒、淀粉、味精、植物油各适量。

做 法

1 白萝卜洗净，切成片，焯水，捞出，过凉；猪肉洗净，切片，用料酒、盐、淀粉腌渍片刻。

2 锅内倒入植物油烧至五成热，炒香姜丝、葱丝，放入猪肉片炒至断生，放入白萝卜片炒至熟，加盐、味精调味即可。

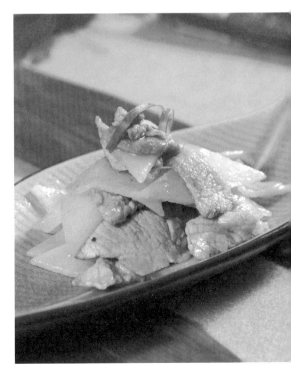

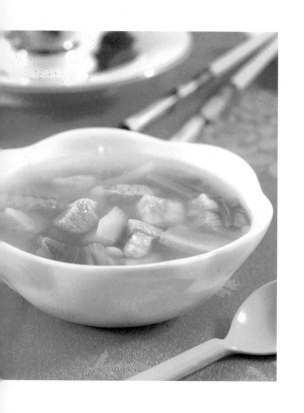

红薯芥菜瘦肉汤

材 料

红薯块、芥菜段各300克，黄豆70克，猪瘦肉100克，姜片、盐各适量。

做 法

1 猪瘦肉洗净，切块，用沸水焯一下，捞出，洗净。

2 汤煲内加适量清水，放入红薯块、黄豆、猪瘦肉块和姜片，大火煮沸后改小火煲50分钟，加芥菜段继续煲约10分钟至肉熟，加入盐调味即可。

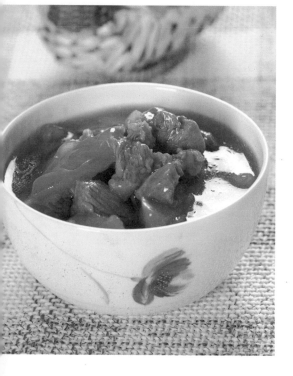

番茄牛腩煲

材 料

牛腩块400克，胡萝卜块100克，葱段、姜块、料酒、番茄酱、酱油、盐、鸡精、白糖、大料、蒜片、植物油各适量。

做 法

1 锅中放牛腩块、葱段、姜块、料酒和水煮沸，捞出牛腩。

2 锅中倒植物油烧热，炒香蒜片，放胡萝卜块、牛腩炒匀，放入剩余调料、煮牛腩的汤煮沸，小火焖煮2小时即可。

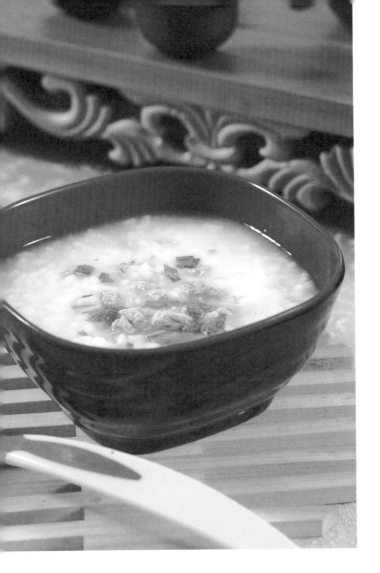

肉末油菜粥

材 料

大米100克，猪瘦肉50克，油菜、植物油、酱油、葱末、姜末各适量。

做 法

1. 猪瘦肉洗净剁成细末；油菜洗净，切碎。
2. 锅内倒入适量植物油烧热，炒香葱末、姜末，下猪瘦肉末煸炒1分钟，再加入少许酱油炒熟，盛出。
3. 大米洗净，加适量水熬成粥，粥煮沸后，转小火煮10分钟，然后加入炒好的肉末及切好的油菜碎，同煮5分钟即可。

海带紫菜粥

材 料

大米100克，海带150克，紫菜15克，盐、香油各适量。

做 法

1. 大米淘洗干净；海带洗净，入沸水焯熟，切丝；紫菜泡开，撕开。
2. 大米与适量清水一同放入锅中，用大火煮沸，再转小火煮约20分钟，待粥软稠后，加入海带丝、盐、香油拌匀，下入紫菜，煮沸即可。

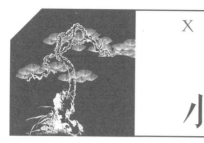

X I A O X U E

小雪

养生原则：养好肾，去内火

〔情志的调神养生〕

　　小雪前后，天气时常是阴冷晦暗的，此时人们的心情也会受其影响，从而影响到人体的正常生理，使脏腑气血功能发生紊乱，导致疾病的发生。因此，冬季应注意保持乐观开朗的心态。

〔养肾的好时机〕

　　冬季养生的基本原则是"藏"，而"肾者主蛰，封藏之本"。由于阳气闭藏后人体新陈代谢相应较慢，因而要依靠生命的原动力——肾来发挥作用，以保证生命活动适应自然界的变化。"万物藏，肾气水旺"，冬季时节养"藏"而固肾气，肾脏功能正常，则可调节机体适应严冬的气候变化。因此，冬天补肾最合时宜。

〔注意润燥、清内火〕

　　这个节气里，室内暖气都开始供暖，外面寒冷，人们穿得严实，体内的热气散发不出去，就容易生"内火"。建议这时可以多喝点热汤，选择清淡的饮食，白菜、萝卜都是当季蔬菜，富含维生素及多种微量元素，而且白萝卜能清火降气、消食，非常适合在这个节气里食用。

小雪食补：宜温热、增苦的食物

〔增加温热食物〕

　　小雪季节，天气干燥，温度较低，人体中寒气旺盛。因此，在这个时节需要补充一些能够让我们"热"起来的食物。像羊肉、鹅肉、牛肉这些温补的食品就是不错的选择。另外养生专家推荐，在这个季节一些黑色的食物其实是更好的选择。黑色的食品有很多种，包括黑木耳、黑芝麻，甚至泥鳅、鳝鱼等。它们都是能够迅速帮你产生身体热量的食物。像黑米、黑大豆、黑芝麻、黑枣、黑木耳等不仅可以补养肾气，还可以抵抗寒冷，而且能够润肺生津，具有很好的保健功能。

〔减咸增苦，滋养心气〕

小雪以后，自然界真正进入到万物收藏、阳蛰阴浮的时节，人体的肾气相对旺盛。《黄帝内经》中讲："冬日肾水味咸，恐水攻火，故宜养心。"意即冬季的饮食调养不宜过多食用咸味食物，以免使本来就偏亢的肾水更亢，致使心阳的力量减弱。所以，冬天的饮食原则是减咸增苦，抵御肾水，滋养心气，以保心神相，维持人体的阴阳平衡。

起居养生：养精血，常暖足

〔慎房事，保精血〕

《寿世保元》说："精乃肾之主，冬季养生，应节制房事，不能恣其情欲，伤其肾精。"冬三月养藏之道的重要内容是保养肾精，房事有节。

〔暖足避邪侵〕

人的足部距离心脏最远，一旦受凉，将导致抵抗力下降，诱发多种疾病。手脚冰冷时用火烤不可取，如果马上用火烘烤会使血管舒缩紊乱，易造成组织坏死，易形成冻疮。

〔注意头部保暖〕

从这个节气开始，东北风刮得多了，由于气候虽冷却还没到严冬，很多人不太注意戴帽子、围巾。中医理论认为，"头为诸阳之会"，即头部是所有阳经汇集的地方，最不能受风寒，外出一定要戴帽子，注意防寒。

〔常做干浴按摩功可预防流感〕

具体方法如下：站、坐练功均可，全身放松，两手掌相互摩擦至热，先在面部按摩64次，用手指自前头顶至后头部、侧头部做梳头动作64次，使头皮发热，然后用手掌搓两脚心，各搓64下，最后搓到前胸，腹背部，做干洗澡，搓热为止。

小雪养生健康菜

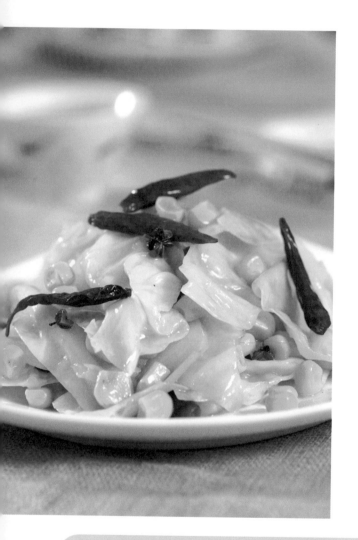

圆白菜炝玉米

材料

圆白菜300克，玉米粒150克，盐、味精、干红辣椒段、植物油、花椒粒各适量。

做法

1 玉米粒、圆白菜均洗净；圆白菜切片，与玉米粒分别放入沸水锅中焯一下，捞出，沥干。

2 锅内倒入油烧至五成热，下干红辣椒段炸至棕红，下花椒粒炒香，倒入玉米粒、圆白菜片炝炒至熟，加盐、味精调味即可。

贴心小提示
Intimate tips

卷心菜是最古老的蔬菜之一，学名结球甘蓝。富含维生素C，在世界卫生组织推荐的最佳食物中排名第三。卷心菜，通称包菜或圆白菜，北京地区称疙瘩白。广西有一部分的人也称卷心菜作椰菜，卷心菜还有莲花白，莲白，大头菜等名字。

牡蛎煎蛋

材　料

牡蛎300克，鸡蛋3个，韭菜50克，植物油、姜末、淀粉、盐各适量。

做　法

1 牡蛎洗净，放清水中浸泡，取蛎肉；鸡蛋磕入碗中，搅匀；韭菜择洗净，切段。
2 在淀粉、盐、韭菜段中加适量水调成糊。
3 锅内倒入植物油烧至五成热，炒香姜末，放入淀粉韭菜糊摊薄，上面撒一层牡蛎肉，再加上一层淀粉韭菜糊，煎至牡蛎快熟时，再浇上蛋液，两面都煎熟即可。

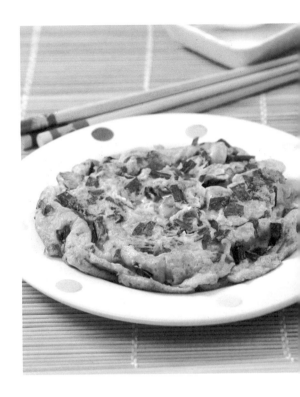

海米烧油菜

材　料

海米30克，油菜400克，葱末、姜末、姜汁、鸡精、料酒、盐、植物油各适量。

做　法

1 油菜洗净，逐叶掰开；海米洗净，用沸水泡透。
2 锅内倒植物油烧至五成热，放葱末、姜末和海米略煸，再放料酒、姜汁、盐和油菜翻炒，调上鸡精，炒熟即可。

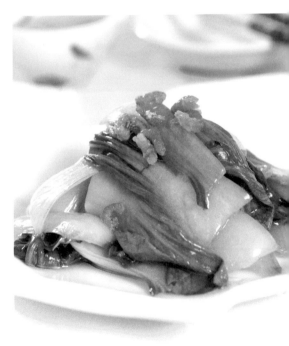

155

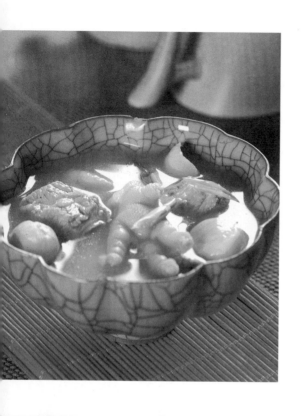

排骨栗子汤

材料

猪排200克，鸡爪2个，去皮板栗80克，葱段、姜片、料酒、盐各适量。

做法

1 猪排洗净，剁成长约5厘米的段；鸡爪剪去趾甲；猪排段、鸡爪分别入沸水焯一下，去除血水。

2 锅置火上，倒入适量清水烧沸，放入猪排段、鸡爪煮沸，加板栗、葱段、姜片煮1小时至排骨段熟，加盐、料酒调味即可。

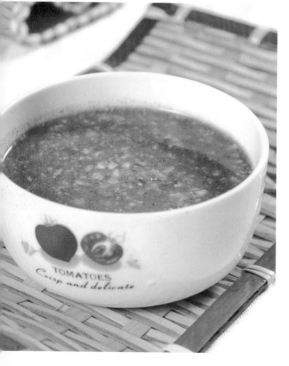

黑芝麻核桃仁汤

材料

黑芝麻、核桃仁各40克，甜杏仁10克，冰糖适量。

做法

1 黑芝麻、核桃仁、甜杏仁均洗净，沥水。

2 黑芝麻、核桃仁、甜杏仁放入锅内，小火炒至熟香变脆，研成末。

3 取芝麻核桃杏仁粉，加入适量冰糖，用沸水煮沸即可。

胡萝卜猪肝粥

材 料

胡萝卜60克，鲜猪肝50克，大米100克，盐、味精各适量。

做 法

1 胡萝卜去皮，与猪肝均洗净，切小块，入沸水锅中焯一下，捞出，沥水；大米淘洗干净。

2 锅内加适量水，放入大米，中火煮粥至六成熟时，加入胡萝卜块、猪肝块，再煮至粥熟，加入盐、味精调味即可。

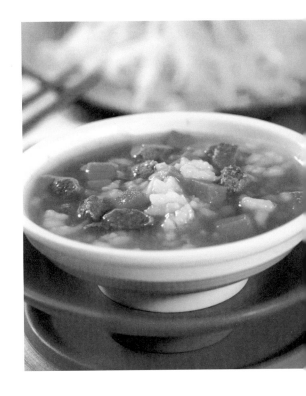

黑米粥

材 料

黑米100克，大米50克。

做 法

1 黑米洗净，浸泡6小时；大米洗净。

2 锅置火上，倒入适量清水煮沸，放入黑米、大米，大火煮沸后改小火熬成粥即可。

> **贴心小提示**
> **Intimate tips**
>
> 黑米营养价值很高，能滋阴补肾、补益脾胃、益气活血、养肝明目，并有利于减肥。

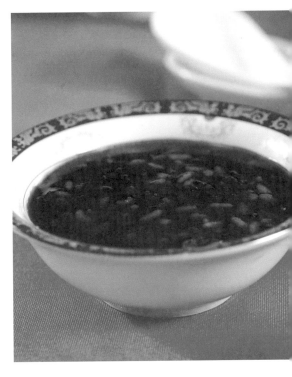

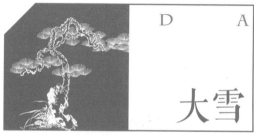

D A X U E

大雪

养生原则：先养脾胃，保暖藏神

〔进补前，先养脾胃〕

大雪时节，是人体进补的大好时节，但应注意养宜适度、养勿过偏。古曰"秋冬养阴"，阳虚病人，冬季温补阳气的同时，也应注重养阴，补充人体的阴精。同时对冬不受补的人，要注意应在进补前先调理脾胃。受补还是不受补，关键在脾胃。只有脾胃功能正常，消化吸收功能才好。

〔寒冬保暖防疾病〕

冬季气候寒冷，容易诱使慢性病复发或加重，因此应注意防寒保暖，备好急救药品。值得一提的是南方此时正是季节转换，昼夜温差变化较大，是中风易发作的时节，患有高血压、高脂血症、糖尿病等的中风高危人群，以及曾中风已愈的人群，都要时刻警惕中风。同时还应重视耐寒锻炼，提高御寒及抗病能力，预防呼吸道疾病的发生。

〔要放松心情，防伤肾〕

中医认为，肾主前后二阴，肾藏精充于脑。大小便和神志的相关改变，一定程度的惊恐，对人体有保护作用。因为当人体警觉时，可以避免机体遭到一些危险和伤害。但过度恐惧会伤及肾气，使肾气下陷。儿童二便失禁多见，成年人常无明显肾虚而出现遗精、滑精等肾亏表现时，多与受到恐惧等因素相关。冬季的神养，主要是藏神，以使志伏。

大雪食补：温热补益，养阳滋阴

〔温热补益〕

天气越来越寒冷了，在寒冷的天气中选择一些温热补益的食物来调节自己日常的饮食，以此来达到强身健体和暖身御寒的目的。可选择羊肉、牛肉、鸡肉、虾仁、桂圆、红枣等，这些食物中富含蛋白质及脂肪，产热量多，对于素体虚寒、阳气不足者尤其有益。

养阳滋阴以达阴阳平衡。元代忽思慧《饮膳正要》中指出，冬气寒，主张进热食，并给予温补阳气类膳食。但同时还应以保阴潜阳为原则，为使"阴平阳秘"，防治上火，冬季宜配食甲鱼、鸭、鹅、藕、黑木耳等护阴之品，尤其是一些体弱多病、精气亏损的中老年人，以求阴阳平衡。另外，每天还应补充水果，多吃柚子、苹果等生津类水果，对抵御冬季干燥有好处。

〔饮食荤素搭配〕

冬天是进补的季节，而过量吃油腻食物，往往又会产生内热，出现痤疮、烦躁和便秘等症状，这就具备患流感的内部环境。而辛辣食物又可加重内热，稍不注意即可外感风寒。所以，饮食要合理，蔬菜水果要多吃，如大白菜、萝卜、香蕉、梨和苹果等。还可以采用食疗方法，如每天喝梨水，就可以防止天气干燥所致的口干、咽干，又有润肺止咳的功效；还可以煮萝卜水，以白萝卜为好，有理气健脾、清热利尿的作用，也可以促进消化、防流感。

〔进食不宜过饱〕

冬季饮食摄入量相对增加，但是活动量相对减少，吃得过饱容易造成气血运行不畅。因此，晚餐要适当控制，饭后要适当活动一下，若有腹胀时，可以自己按摩腹部促进胃肠道蠕动，加快食物的消化吸收，以免积食，日久便秘等。

起居养生：出行谨慎防摔伤

〔出行防摔伤〕

大雪节气后，天气越来越冷，寒风凛冽，雪花飘飘，路滑不好走，容易摔伤，老年人摔伤以手腕、股骨等处骨折的居多，年轻人则多是软组织挫伤。从预防的角度看，老年人应减少户外活动，出行最好由他人搀扶。行人出行时则尽量放慢骑车或步行的速度，避免滑倒。

大雪养生健康菜

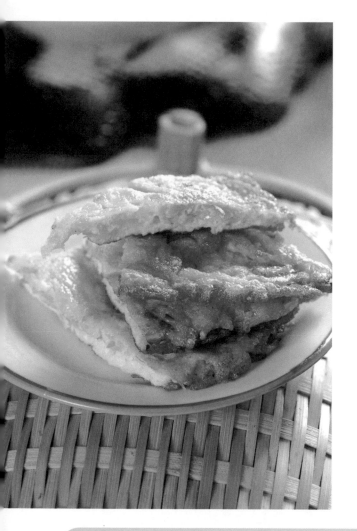

圆白菜炒鸡蛋

材 料

圆白菜叶2片，鸡蛋3个，植物油、葱末、盐、味精、淀粉各适量。

做 法

1 圆白菜叶洗净，剁碎；鸡蛋打散，加葱末、盐、味精、淀粉搅匀。

2 锅内倒入植物油烧热，放入圆白菜末快炒至熟软，盛出，放入已打散的鸡蛋液内，搅拌均匀。

3 另起油锅，倒入圆白菜蛋汁，小火煎至两面皆金黄即可。

贴心小提示
Intimate tips

在营养学界，鸡蛋一直有"全营养食品"的美称，除维生素C含量稍少外，鸡蛋几乎富含人体需要的所有营养物质，美国《男性健康》杂志甚至为鸡蛋戴上了"世界上最营养早餐"的殊荣。

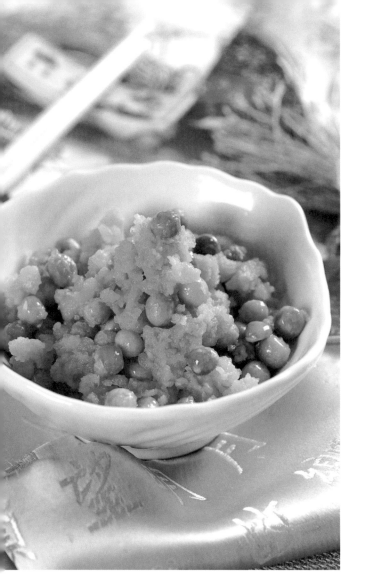

鸭蛋黄炒豌豆

材 料

熟鸭蛋黄100克，豌豆粒50克，面粉、猪油、姜末、料酒、盐、味精、高汤各适量。

做 法

1 将鸭蛋黄压成泥，放入碗内，加入味精、料酒、面粉、适量高汤调匀成糊。

2 豌豆放沸水中焯一下，捞出，过凉，去掉外皮，加入味精、料酒、盐腌渍5分钟。

3 锅内放猪油烧热，炒香姜末，放鸭蛋黄糊炒至红黄色浓稠状，放豌豆炒几下即可。

大肠扒油菜

材 料

猪大肠150克，油菜400克，盐、味精、酱油、葱段、蒜片、水淀粉、香油、料酒、植物油各适量。

做 法

1 猪大肠洗净，煮熟，切成条；油菜去根洗净，剖成两半。

2 锅内倒入油烧至五成热，下入葱段、蒜片炒香，放酱油、大肠条、油菜、料酒、适量水、盐，烧煮2分钟，加味精调味，用水淀粉勾芡，淋香油即可。

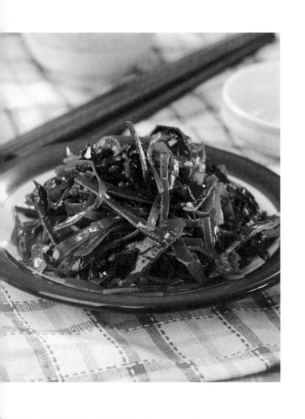

海带炒木耳

材料

水发海带100克，水发黑木耳250克，植物油、蒜末、葱花、酱油、盐、白糖、味精、香油各适量。

做法

1 水发海带、水发黑木耳分别洗净，黑木耳去蒂，均切成丝。

2 锅置火上，倒入油烧至五成热，炒香蒜末、葱花，倒入黑木耳丝、海带丝翻炒至熟，加入酱油、盐、白糖、味精调味，淋上香油即可。

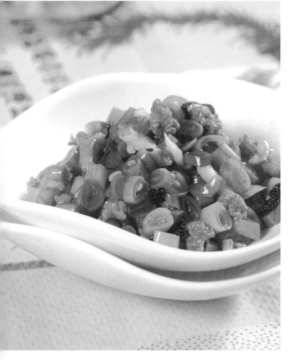

橄榄菜肉末四季豆

材料

四季豆150克，橄榄菜、牛肉各100克，红辣椒圈10克，黄瓜片50克，洋葱30克，酱油、鸡精、植物油、料酒、淀粉、盐各适量。

做法

1 洋葱剥皮，洗净，切丁；橄榄菜洗净，切段。四季豆择洗净，切丁，放盐水锅中焯3分钟至熟，捞出。

2 牛肉洗净，剁成泥，加酱油、鸡精、植物油、料酒、淀粉拌匀，腌渍15分钟。

3 锅中倒入油烧至五成热，放入全部材料，中火炒匀，加盐调味即可。

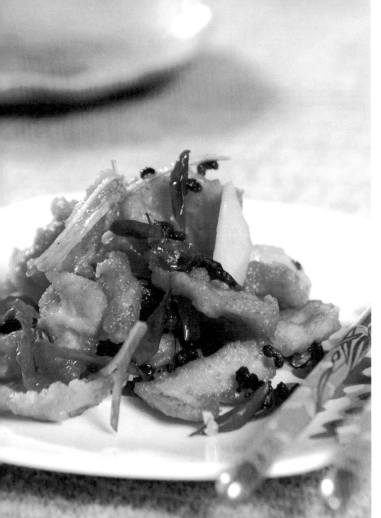

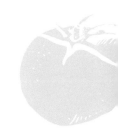

材 料

兔肉300克，植物油、干红辣椒丝、花椒粒、姜末、葱丝、盐、鸡精、香油、高汤各适量。

麻辣兔片

做 法

1 兔肉洗净，切片，加盐、鸡精、姜末、葱丝腌渍入味。

2 锅置火上，倒入植物油烧至四成热，下兔肉片炸干水分，至呈金黄色，捞出。

3 锅内留油烧至五成热，炒香干红辣椒丝、花椒粒，放姜末、葱丝、兔肉片炒出香辣味，至干红辣椒丝呈现浅色，加高汤调味，待收干水分，下盐、鸡精，淋香油调味即可。

贴心小提示
Intimate tips

兔肉具有滋阴润燥，补中益气，清热凉血的功效。主治阴液不足，烦渴多饮，大便秘结，形体消瘦，脾胃虚弱，食少纳呆，神疲乏力，面色少华等病征。

桂圆枸杞子甲鱼汤

材　料

甲鱼500克，猪瘦肉100克，枸杞子15克，淮山药25克，桂圆肉10克，姜片、盐、胡椒粉各适量。

做　法

1. 甲鱼宰杀洗净，盖和肉掰出缝，焯水，捞出；猪瘦肉洗净，切片，焯水，捞出；枸杞子、淮山药、桂圆肉均洗净，浸泡。

2. 煲锅内倒入适量清水，放甲鱼、猪瘦肉片、淮山药、枸杞子、桂圆肉、姜片，大火煮沸，改小火炖2小时，加盐、胡椒粉调味即可。

红枣木耳羊肉汤

材　料

羊肉300克，红枣10颗，水发黑木耳、桂圆肉各50克，姜片、盐、葱末各适量。

做　法

1. 羊肉洗净，切小块，入沸水锅中焯透，捞出，洗净；黑木耳、红枣均洗净。

2. 沙锅内加清水烧沸，放入羊肉块、黑木耳、桂圆肉、红枣、姜片，用中火炖3小时，至羊肉块熟烂，加少许盐调味，撒上葱末即可。

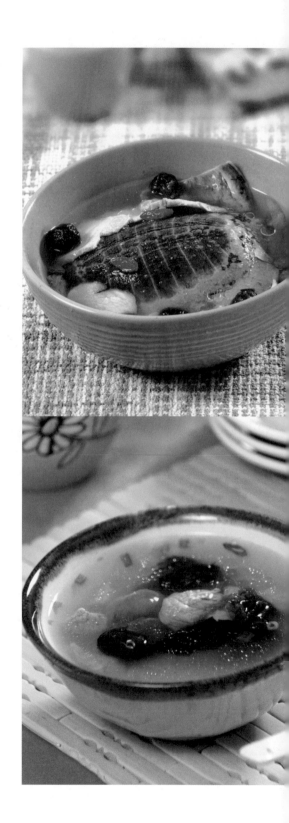

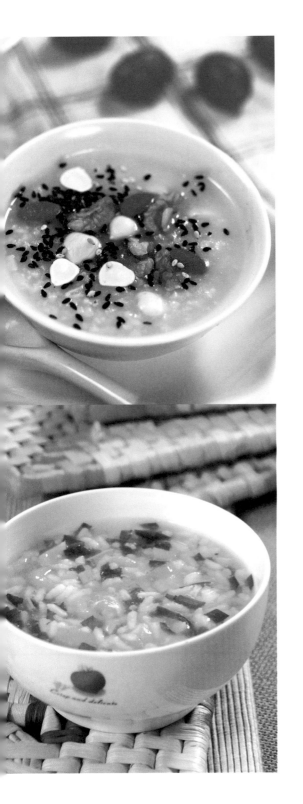

杏仁牛奶芝麻粥

材 料

杏仁、糯米各50克，核桃仁30克，黑、白芝麻各20克，枸杞子、牛奶、冰糖各适量。

做 法

1 糯米淘洗干净；枸杞子泡洗干净。

2 将黑、白芝麻炒至微香。

3 锅置火上，倒入适量水煮沸，倒入糯米煮沸后改小火熬煮，放入杏仁、核桃仁煮至八成熟，加入黑白芝麻、枸杞子、冰糖煮成粥，最后加入牛奶，煮沸即可。

韭菜海参粥

材 料

韭菜、水发海参各60克，大米100克，盐适量。

做 法

1 韭菜洗净，切碎；水发海参洗净，切小丁；大米洗净。

2 锅置火上，倒入适量清水，放入大米，大火煮沸后改用中火煮至米烂，再放入海参丁，煮熟。

3 待粥成时加韭菜碎稍煮，加盐调味即可。

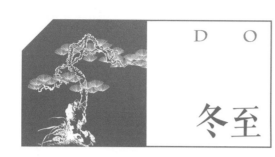

冬至 DONGZHI

养生原则：及时科学进补

〔及时进补〕

  "今年冬令进补，明年三春打虎"，由这句谚语就能看出，冬至在养生保健方面是一个多么重要的节气，主要是因为"冬至阳生"。按八卦学说，此时为地雷复卦。卦象中上面五个阴爻，下面一个阳爻，象征阳气的初生。

  中国古时曾将冬至定为子月，即一年的开始。在一天十二时辰中，子时也是人体阳气初生的时间。古代养生修炼非常重视阳气初生这一时期。认为阳气初生时，要像农民育苗、女性怀孕一样，需小心呵护，精心调养，使其逐渐壮大。因为只有人体内的阳气充足，才会达到祛病延年的目的。所以子时、子月便在养生学中有着重要的地位。

〔食补更重要〕

  俗话说"药补不如食补"，食补在冬季调养中尤为重要。冬季温度低，人体为保持一定的热量，必须增加体内糖、脂肪和蛋白质等物质的分解，产生更多的能量，以适应机体的需要。

  因此，应多吃富含糖类、脂肪、蛋白质和维生素的食物。同时，寒冷也会影响人的泌尿系统，促使排尿量增加，较多的钠、钾、钙等无机盐随尿排出，因此要补充相应的食物。这些物质必须靠大量饮食摄入才能得以保障。

〔最好从中年开始进补〕

  《黄帝内经》讲，男子在40岁以前，精力旺盛，肌肉饱满，筋骨强健；40岁后则开始出现"肾气衰"现象。而女子35岁前身体健壮，面貌娇嫩，头发生长旺盛；35岁后，精力开始不济，面部开始焦枯，头发开始脱落。因此，正常人进补，男子宜在40岁左右开始，女子宜在35岁左右开始。具体进补方法，本着缺什么补什么的原则，可去医院请中医师确诊属于哪类证候，再选择相应的补药，使补得其所，补而受益。

冬至食补：增加维生素的摄取

〔多吃萝卜〕

"冬吃萝卜夏吃姜，不劳医生开药方"。萝卜具有很强的行气功能，还能止咳化痰、除燥生津、清凉解毒。萝卜可与菊花茶搭配食用，有诗云："青菜萝卜糙米饭，瓦壶天水菊花茶。"萝卜的养生、保健、药用效应与菊花茶有着相融之处。

增加糖类的摄取。冬季适度增加全麦面包、稀粥、糕点、苏打饼干等糖类的摄入，既有助于御寒，又可以振奋情绪。专家建议把面食、点心类食物当作可以吃的抗抑郁剂。还可吃复合性的糖类营养品改善心情，效果虽然慢一点，但更合乎健康原则。

〔增加维生素的摄取〕

冬季缺少蔬菜，容易导致维生素的缺乏，因此饮食中应特别注意增加含维生素C的蔬果，如白萝卜、胡萝卜、辣椒、土豆等蔬菜，柑橘、苹果等水果。还要增加动物肝、瘦肉、鲜鱼、蛋类、豆类等食物，以保证身体对维生素A、维生素B$_1$、维生素B$_2$等的需求。

起居养生：防寒保暖，经常锻炼

〔注意防寒保暖〕

冬至以后，气温比较低，天气寒冷，尤其是夜晚多在0℃以下，因此白天要及时添加衣服。衣裤既要保暖性能好，又要柔软宽松，不宜穿得过紧，以利血液循环。夜晚要多盖棉被，不要开窗睡觉。

〔经常锻炼身体〕

平时应进行适当的御寒锻炼，如平时坚持用冷水洗脸等，偶尔洗一洗冷水浴，以提高机体对寒冷的适应性和耐寒能力。

冬至养生健康菜

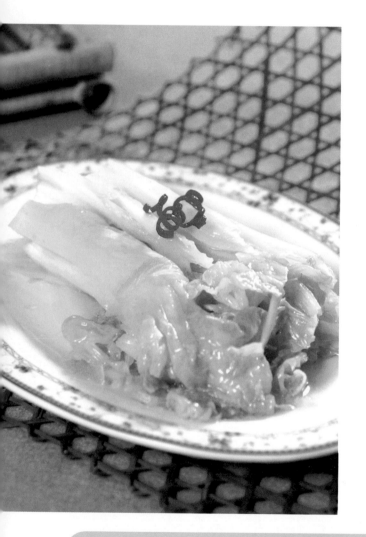

清汤白菜

材料

黄秧白菜心750克，高汤1000毫升，胡椒粉、料酒、盐各适量。

做法

1 黄秧白菜心清洗干净，对半切开。

2 锅中放入适量沸水，加入白菜心煮至七成熟，捞出，晾凉，摆入蒸碗中，入笼蒸熟。

3 高汤中加胡椒粉、料酒、盐，倒入炒锅煮沸；将笼中白菜心取出，滗去碗中汤，将特制高汤均匀浇在白菜上即可。

贴心小提示
Intimate tips

现代科学发现，白菜的营养价值高，种类多，一年四季都能吃到，是最热门的抗癌明星。但是以下四种情况下的白菜不可食用：腐烂的、放置时间过长的、没腌透而半生半熟的、反复加热的大白菜。

海参焖猪蹄

材 料

猪蹄400克，海参100克，高汤200毫升，盐、味精、蚝油、酱油、料酒、葱段、姜片、水淀粉、植物油各适量。

做 法

1 猪蹄洗净，切块；海参泡发，去沙肠，洗净，切块，用沸水焯一下。

2 锅内倒植物油烧至五成热，炒香葱段、姜片，加高汤、料酒、蚝油、酱油、盐、猪蹄块炖至八成熟，加入海参块，小火焖至熟烂，加味精调味，用水淀粉勾芡即可。

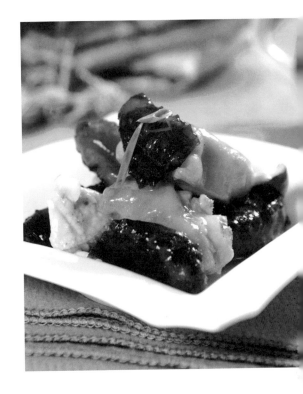

绿豆芽炒菠菜

材 料

绿豆芽200克，菠菜250克，海米、盐、味精、胡椒粉、葱段、姜丝、蒜末、高汤、植物油各适量。

做 法

1 绿豆芽择洗干净；菠菜择洗干净，入沸水焯烫一下，捞出，沥水，切段；海米洗净，用水泡发好。

2 锅内倒植物油烧至五成热，下葱段、姜丝、蒜末、海米炒出香味，下绿豆芽大火煸炒几下，再下入菠菜段炒匀，加盐、胡椒粉、高汤翻炒片刻，加味精调味即可。

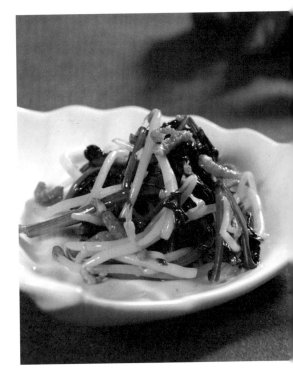

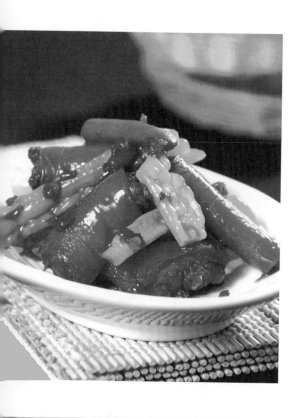

苦瓜烧猪尾

材料

卤猪尾巴300克，苦瓜条200克，植物油、盐、胡椒粉、豆瓣酱碎、料酒、姜片、高汤各适量。

做法

1 卤猪尾剁长段，根部较粗处劈开；苦瓜条放沸盐水中焯水，捞出。

2 锅内倒植物油烧至五成热，下姜片、豆瓣酱碎、料酒、猪尾段，煸香后放入苦瓜条、盐、胡椒粉，倒入高汤，用中火烧入味即可。

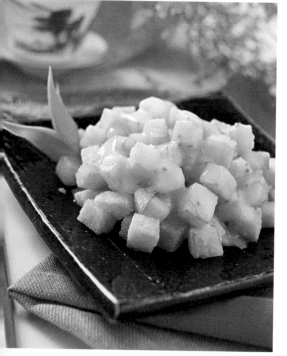

乳香土豆粒

材料

土豆300克，鸡蛋1个（取蛋黄），面粉50克，植物油、盐、牛奶各适量。

做法

1 土豆去皮，洗净，上笼蒸熟，制成土豆泥；土豆泥中加入面粉、蛋黄、盐，搅拌均匀，切成四方形的颗粒状。

2 锅置火上，放入适量植物油烧至五成热，放入土豆粒煎成金黄色，盛盘，淋上牛奶即可。

胡萝卜炖牛腩

材 料

牛腩300克，胡萝卜100克，料酒、葱段、姜片、盐、高汤各适量。

做 法

1 牛腩洗净，切成小块，焯水，捞出，沥干；胡萝卜洗净，去皮，切滚刀块。

2 锅内放适量高汤、牛腩块、料酒、姜片、葱段，大火煮沸后用小火焖20分钟，放胡萝卜块煮约1小时，至牛腩块熟烂，加盐调味即可。

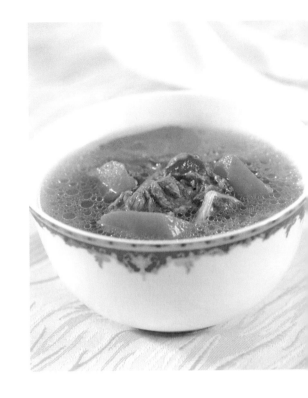

芦笋浓汤

材 料

芦笋600克，鲜奶油、土豆块各100克，蛋黄2个，盐、胡椒粉各适量。

做 法

1 芦笋去硬皮，洗净。

2 锅内放适量清水，放入芦笋煮熟，捞出；将煮软的芦笋上部嫩尖切下，其余部分切段，与土豆块一起放在高汤中，用中火煮25分钟。

3 捞出汤里的菜，用搅拌机绞成菜泥；蛋黄加鲜奶油，打成蛋液后和菜泥混合搅拌，倒入汤中。

4 放盐和胡椒粉，调好味道，再烧沸，加入芦笋嫩尖即可。

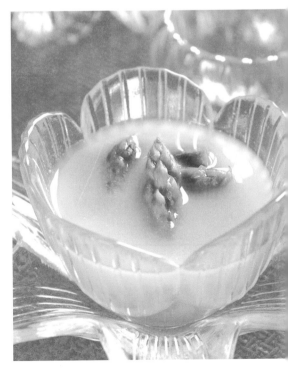

八宝
滋补鸡煲

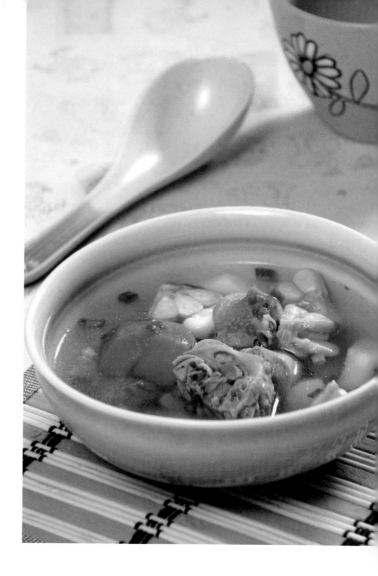

材　料

三黄鸡1只，山药、
荸荠、胡萝卜各100
克，玉米笋50克，枸
杞子、薏米、红枣、
陈皮、高汤、盐、味
精、胡椒粉各适量。

贴心小提示
Intimate tips

炖肉食时要先用沸
水焯一下，然后撇
去浮沫，用凉水开
始炖，才能使蛋白
质充分溶解，利于
人体吸收。

做　法

1 三黄鸡去内脏，切大块，焯水，洗净，沥干；山
药、胡萝卜、荸荠分别去皮，洗净，山药、胡萝
卜切滚刀块；枸杞子、薏米、玉米笋、红枣、陈
皮均洗净。

2 煲内加适量高汤，将上述材料倒入烧沸，改小火
煨1小时，撇去浮沫，加盐、味精、胡椒粉调味
即可。

莲子红薯粥

材 料

去芯莲子、红薯各60克，糯米、白糖各适量。

做 法

1 莲子泡透；红薯去皮，洗净，切小块；糯米淘洗净。

2 锅置火上，放入适量清水，放入糯米、莲子、红薯块煮成粥，加入白糖调味即可。

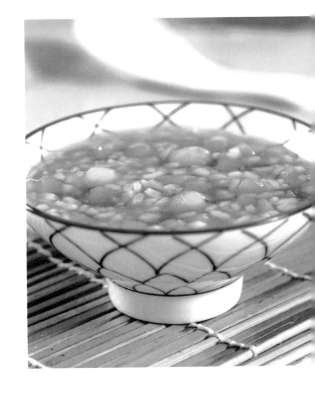

羊脊骨粥

材 料

羊脊骨1副，小米100克，盐适量。

做 法

1 羊脊骨洗净，砸碎，放入锅内加适量水煮成骨头汤，捞出羊脊骨。

2 小米洗净，加入羊骨汤内煮粥，粥成后加盐调味即可。

> **贴心小提示**
> **Intimate tips**
>
> 小米宜与大豆或肉类食物混合食用，小米的氨基酸中缺乏赖氨酸，而大豆的氨基酸中却富含赖氨酸。

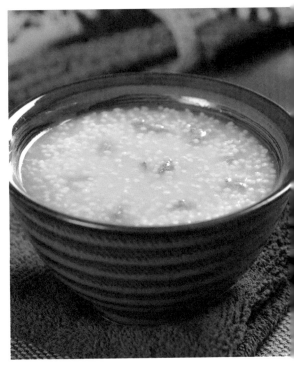

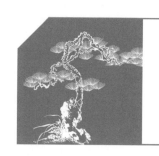

小寒

养生原则：不宜乱补，养肾多食粥

〔数九寒天先养肾〕

　　小寒为寒邪最大的节气，中医认为，寒邪伤肾阳，肾的阳气一伤，容易腰膝冷痛、易感风寒、夜尿频多、阳痿遗精；肾阳气虚又伤及肾阴，肾阴不足，则容易咽干口燥、头晕耳鸣。因此，小寒时节要先养肾。

〔冬季不宜乱补〕

　　寒冬腊月是进补壮阳的好时机，一些体弱多病者常服用一些壮阳药食进行调理或御寒，但是效果不一定好。

　　补阳药食主要适用于阳虚患者，如阳痿、早泄、性欲减退等。一般人不存在这么严重的问题，如果随便或者刻意服用一些"壮阳品"，往往会对身体造成损伤，因此不宜乱服。

〔天寒地冻多食粥〕

　　民间有冬至吃红小豆粥，腊月初八吃腊八粥的习惯，提倡晨起服热粥，晚餐节食，以养胃气，常吃此类粥有增加热量和营养的功能。

　　另外还有补阳驱寒的羊肉粥、养心除烦的小麦粥、益精养阴的芝麻粥、消食化痰的萝卜粥、养阴固精的胡桃粥、健脾养胃的茯苓粥、益气养阴的红枣粥等都适宜在冬季食用。

小寒食补：忌燥热寒凉，多苦少咸

〔饮食温补忌燥热〕

　　冬季是四季进补的最佳时机。冬季多寒，宜食温性食物。煎、烤、炸等燥热食品应当少吃，葱也要少吃。

〔多苦少咸养心气〕

冬季饮食养生遵循"少食咸，多食苦"的基本原则，以"藏热量"为主。冬季宜多食的食物有羊肉、鹅肉、虾、韭菜、桂圆、黑木耳、甲鱼、萝卜、核桃仁、栗子、红薯等。

〔忌食寒凉〕

饮食不当，是导致人体阳气损伤的第一因素。冬天，人的脾胃功能相对虚弱，若再食生冷寒凉性食物，易损伤脾胃阳气。因此冬季应少吃荸荠、柿子、生萝卜、生黄瓜、西瓜、鸭肉等性凉的食物。

起居养生：正确锻炼很重要

〔合理安排呼吸方式〕

冬季运动换气时，宜采取鼻吸口呼的呼吸方式，因为鼻腔黏膜有血管和分泌液，能对吸进来的空气进行加温，并抵挡住空气里的灰尘和细菌，对呼吸道起保护作用。嘴巴微微张开即可，把舌头卷起抵住上腭，让空气从牙缝中出入。

〔合适的锻炼环境〕

对于坚持冬跑的人，要特别防止滑跌。遇到冰封雪飘的天气，可在室内、阳台或屋檐下原地踏步跑，在能收到锻炼效果的同时，又能避免意外的发生。在大风、大雾、大寒等冷高压影响下的早晨，低层空气会受到严重的污染，不适宜进行露天锻炼。冬季应该"早睡晚起，必待日光"，所以锻炼时间最好在日出之后。

〔冬季穿衣有技巧〕

寒冷时节衣服不宜穿得太厚。有的人穿得鼓鼓囊囊，以为穿得越多越暖和。其实，衣服的保暖程度与衣服的多少没有太大的关系，而是与衣服内空气层的厚度有关系。当一件一件衣服穿上后，空气层厚度随之增加，保暖性也就随之增大。但当空气层总厚度超过15毫米时，衣服内空气对流明显加大，保暖性反而下降了。

小寒养生健康菜

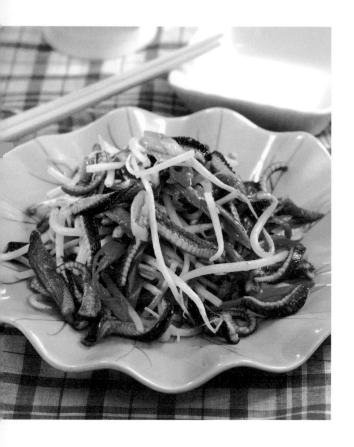

绿豆芽炒鳝丝

材料

净鳝鱼250克，绿豆芽200克，植物油、盐、味精、白糖、姜片、红椒丝、葱丝、葱段各适量。

做法

1 鳝鱼处理洗净，用刀背将鳝鱼肉略拍松，切成丝，放入有姜片、葱段的沸水中，焯水除腥；绿豆芽择洗净，沥水。

2 锅内倒适量植物油烧至五成热，炒香红椒丝、葱丝，放入绿豆芽煸炒，然后放入鳝丝翻炒，加盐、味精、白糖调味即可。

豆腐白菜

材料

豆腐100克，白菜200克，虾仁25克，海带结25克，枸杞子、水淀粉、盐、植物油各适量。

做法

1 豆腐洗净，切成1厘米见方的块；白菜洗净，切成大块；虾仁、海带结、枸杞子均洗净。

2 锅内倒入植物油烧热，放入白菜块炒软，放虾仁、海带结、枸杞子翻炒，加少许水焖1分钟，加入豆腐块翻炒，加盐，翻炒均匀，用水淀粉勾芡即可。

豌豆苗扒鹌鹑蛋

材 料

豌豆苗400克，熟鹌鹑蛋500克，味精、盐、白糖、酱油、淀粉、植物油、水淀粉各适量。

做 法

1. 豌豆苗择洗净，焯水，捞起，沥水备用。
2. 鹌鹑蛋去壳，加适量盐、白糖、酱油、味精腌渍入味，然后裹上淀粉，放入五成热油锅内，炸至金黄色，捞起。
3. 锅内留油，放入豌豆苗炒熟，加盐调味，用水淀粉勾芡，放入鹌鹑蛋拌匀即可。

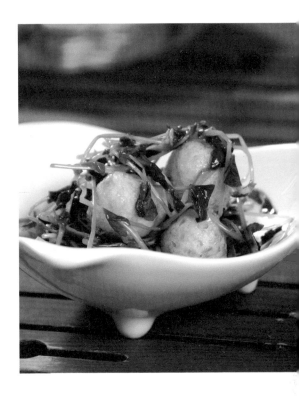

菠萝肉丸

材 料

猪里脊肉丸200克，去皮菠萝250克，鸡蛋1个（打成蛋液），芹菜段70克，酱油、番茄酱、白糖、盐、蒜末、水淀粉、面粉、植物油各适量。

做 法

1. 菠萝切块，用盐水浸泡；猪里脊肉丸裹匀鸡蛋液，再裹上面粉，入油炸两次。
2. 锅内倒入植物油烧至五成热，煸香蒜末，放酱油、番茄酱、白糖、水煮沸，放猪肉丸、菠萝块和芹菜段炒匀，用水淀粉勾芡即可。

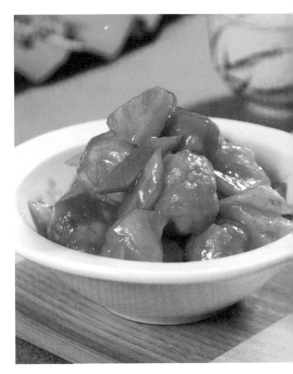

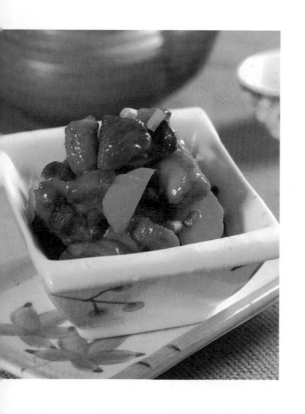

胡萝卜烧羊肉

材 料
带皮羊肉500克，胡萝卜、葱花、姜片、料酒、酱油、白糖、花椒粉、植物油各适量。

做 法
1 带皮羊肉洗净，切成大块，入沸水锅焯水后再洗净；胡萝卜洗净，切成块。
2 锅中倒入植物油烧热，煸香葱花、姜片，放入羊肉块煸炒，加料酒、酱油、白糖略炒，加水、胡萝卜块、花椒粉，大火烧沸，改小火烧至羊肉烂，大火收汁即可。

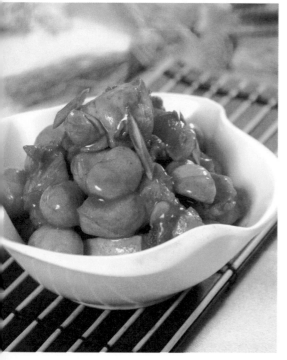

板栗烧鸡块

材 料
鸡肉750克，板栗500克，冰糖、姜块（拍破）、葱段、盐、红糖、高汤、鸡精、植物油各适量。

做 法
1 鸡肉洗净，切块；板栗洗净，入沸水焯烫，捞出，晾凉，去壳备用。
2 锅置火上，倒入植物油烧至五成热，将板栗放入油内炸黄，捞起。
3 锅内留少许余油，放入鸡肉块炒散，加高汤煮沸；再加入姜块、葱段、红糖，改小火炖煮30分钟，放入板栗、冰糖、盐，烧至熟软、汤汁黏稠，加入鸡精调味即可。

胡萝卜蘑菇汤

材 料

胡萝卜150克，蘑菇50克，黄豆、西兰花各30克，植物油、盐、高汤、白糖各适量。

做 法

1 胡萝卜去皮，洗净，切块；蘑菇洗净，去蒂，切片；黄豆泡透蒸熟；西兰花洗净，切小粒。

2 炒锅倒入植物油烧至五成热，下入胡萝卜块翻炒，倒入高汤，中火煮至胡萝卜块将烂时，下入黄豆、西兰花粒、蘑菇片，加盐、白糖调味，煮透即可。

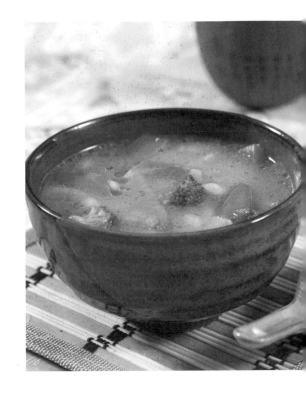

蛋黄莲子汤

材 料

莲子100克，红枣4颗，鸡蛋1个，冰糖适量。

做 法

1 莲子洗净，用清水泡发，去芯；红枣洗净，去核。

2 鸡蛋磕入碗中，取蛋黄，注意不要搅散。

3 锅置火上，倒入适量清水，放入莲子、红枣，用大火煮沸，改用小火煮至莲子软烂，加入冰糖调味，放入完整的蛋黄，大火煮沸即可。

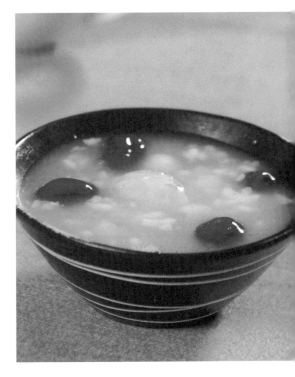

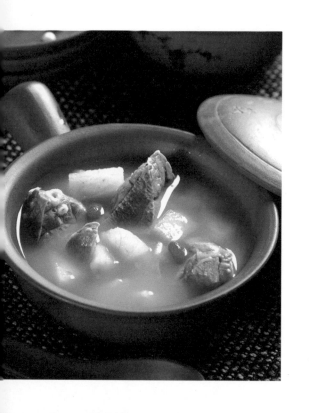

川贝雪梨猪肺汤

材 料
猪肺300克，雪梨1个，川贝6克，枸杞子15克。

做 法
1 猪肺洗净，切成块，放入沸水中焯烫一下，捞出。
2 川贝碾碎；雪梨洗净，去皮、核，切成小块；枸杞子洗净。
3 将猪肺块、川贝碎、枸杞子和雪梨块放入沙锅中，加入清水炖煮2小时即可。

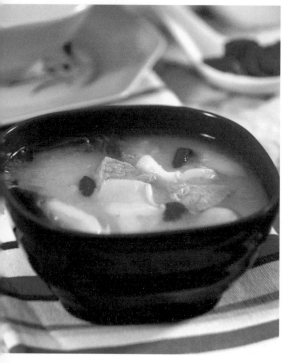

三鲜鱿鱼汤

材 料
水发鱿鱼200克，油菜100克，猪里脊肉片、鲜笋片各50克，枸杞子、盐、味精、料酒、胡椒粉、葱末、姜末、植物油各适量。

做 法
1 鱿鱼洗净，去皮，切片；枸杞子洗净备用。
2 油锅烧热，煸香葱姜末，加适量清水，煮沸，放鱿鱼片、笋片、猪里脊肉片、枸杞子，加料酒、盐烧煮至熟，撇去浮沫，再放入油菜心，最后加味精、胡椒粉调味即可。

栗子山药
姜枣粥

材 料

栗子、红枣各30克，
山药60克，生姜6克，
大米100克，红糖适量。

做 法

1 栗子剥壳，去衣膜，
  洗净；红枣、山药洗
  净，去核；生姜洗
  净，切片；大米用清
  水洗净。
2 煲锅内加入清水，放
  入栗子肉、红枣、山
  药块、生姜片、大米
  煮成粥；粥成后加入
  红糖调味即可。

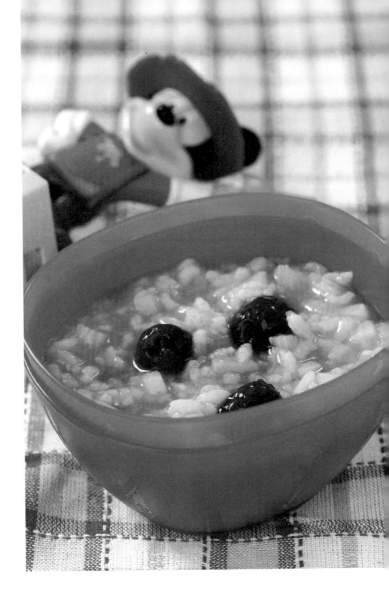

红薯玉米面粥

材 料

红薯100克，玉米面80克。

做 法

1 红薯去皮，洗净，切块，放锅中，加入适量水，
  大火煮沸，然后转小火熬煮。
2 玉米面中加入少许清水，搅匀后放入煮熟的红薯
  汤里，待汤煮沸即可。

> **贴 心 小 提 示**
> **Intimate tips**
>
> 玉米含有大量的卵
> 磷脂、亚油酸、谷
> 物醇，可预防高血
> 压、胆固醇，早上
> 喝玉米粥最好。

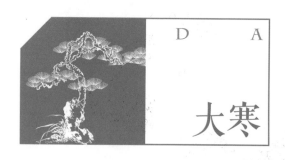

D A H A N

大寒

养生原则：防风御寒，养精护阳

〔濡养五脏六腑〕

　　古有"大寒大寒，防风御寒"的说法，大寒时节气温较低，人体的新陈代谢放缓，五脏六腑既需要吸收充足的养分来抵御风寒，又要迎接立春的生发之气，同时，由于大寒是冬季的最后一个节气，为脾所主。因此，此时养生的关键是补气养血，濡养脏腑，并注意养藏、养阴等。

〔蓄养精锐护阳气〕

　　冬季寒气笼罩，此时调神，当以收敛、封藏为主，以保护人体阳气，使其闭藏、内养而不被打扰，神气不外露，以蓄养精锐，来年方能体态安康。要做到早睡晚起，等到日光出现时起床才好，不要让皮肤开泄出汗，汗出过多会耗伤阳气。因此，在一年中最寒冷的季节讲究养生保健是很重要的。

大寒食补：宜辛温，藏热量

〔多食辛温食物〕

　　在这一年间最冷的时节里，人们在加强身体锻炼的同时，饮食方面更要多加注意。应多摄入富含糖类和脂肪的食物，如牛肉、羊肉、鸡肉等。此外，大寒期间是感冒等呼吸道传染性疾病的高发期，寒气容易刺激脆弱的呼吸道，引起呼吸道疾病。此时应适当多吃一些能驱风寒的食物，以防御风邪的侵扰。这个时节以温补为主，不妨多吃红色蔬果及辛温食物，如红辣椒、红枣、胡萝卜、樱桃、红色甜椒、红苹果等红色蔬果，能增加人体的热能，使体温升高，抵抗感冒病毒，加速身体康复。

〔藏热量〕

　　大寒养生的基本原则应以"藏热量"为主，植物的根茎是蕴藏能量的仓库，多吃根茎类的蔬菜，如芋头、红薯、山药、土豆、南瓜等，它们富含淀粉及多种维生素、矿物质，可快速提升人体的抗寒能力。

起居养生：多晒太阳，保湿不能少

〔每天坚持晒太阳〕

　　冬季晒太阳对人好处多多。首先，冬季人的体温较低，晒太阳能让人感觉温暖，促进血液循环和新陈代谢，使人心情愉快；其次，晒太阳能增强人体对钙和磷的吸收，能有效预防骨质疏松症；再次，晒太阳对类风湿性关节炎、贫血患者恢复健康有一定的益处。晒太阳应选择10：00前或15：00后的黄金时段，每天坚持晒30～60分钟为宜。

〔做好保湿措施〕

　　室内取暖时要在地板上泼些水或晾一些湿毛巾之类以维持一定的室内湿度。要多喝白开水，补充体内水分。

〔锻炼前热身运动要做好〕

　　俗话说"冬练三九"，意思是冬天正是人们加强身体锻炼，提高身体素质的大好时机。在此时节，适当的运动有助于预防大脑衰老、增强心脏功能、增强食欲、增强身体耐寒力等，可谓是好处多多。但锻炼身体的强度要根据个人的身体情况而定，切不可盲目，即使身体强健的人，也要讲究科学、适宜的锻炼方式和方法。

　　大寒时节，室外气温很低，体表血管遇冷容易收缩，血流速度减慢，肌肉的黏滞性增加，韧带的弹性和关节的柔韧性降低，走出温室马上进行大运动量后，极容易造成运动损伤。因此，运动前要做足准备活动。适合在寒冷天气下做的准备活动有慢跑、擦面、拍打全身肌肉等。有时间的话，可以双手抱拳，虎口相接，左右来回转动。这样可以增加手指的灵活性，预防冻伤，还可以预防感冒。锻炼身体的最佳时间应选择在太阳出来以后，傍晚日落之前，并且要补充足够的营养，才能保证正常运动所需要的能量。

大寒养生健康菜

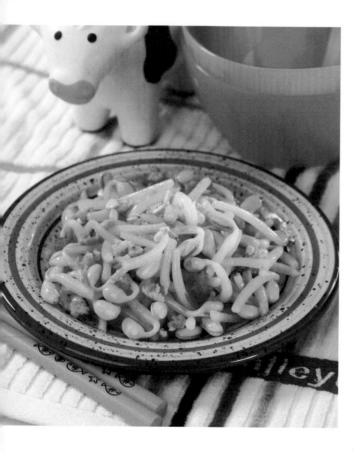

肉末炒豆芽

材 料

黄豆芽200克，猪五花肉100克，植物油、姜末、葱末、高汤、料酒、白醋、盐各适量。

做 法

1 黄豆芽洗净，用沸水焯一下，沥干；猪五花肉洗净，去掉表层的白色肥肉，切末。

2 炒锅置火上，倒入植物油烧至五成热，炒香姜末，下猪五花肉末翻炒，放入黄豆芽、盐、料酒、白醋翻炒均匀，加入高汤，入味后，关火，放入葱末炒匀即可。

胡萝卜炒肉丝

材 料

猪瘦肉250克，胡萝卜丝100克，高汤、料酒、盐、酱油、水淀粉、植物油、葱花、姜丝各适量。

做 法

1 猪瘦肉洗净，切丝，用盐、酱油、水淀粉腌渍入味，放油中炒至变色，捞出。

2 锅留底油烧热，炒香葱花、姜丝，放入胡萝卜丝翻炒，加入猪瘦肉丝、料酒、酱油、盐、高汤炒至熟即可。

葱味鹅蛋

材料

鹅蛋150克，干红辣椒、香菜末、植物油、香油、酱油、胡椒粉、盐、味精、葱末、姜末各适量。

做法

1 鹅蛋煮熟，晾凉，切成瓣，装盘；干红辣椒去蒂、籽，切末。

2 锅内倒入植物油烧至五成热，下入葱末、姜末、干红辣椒末炒香，加少许水、酱油、胡椒粉、盐、味精炒几下，淋入香油后浇到鹅蛋块上，撒上香菜末即可。

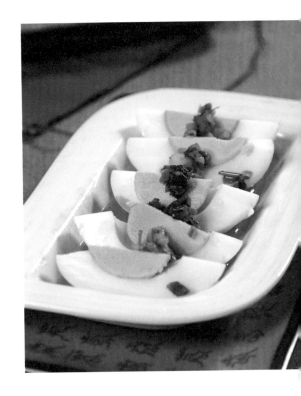

双椒炒排骨

材料

猪排骨300克，青尖椒片、红尖椒片各50克，植物油、腌料（姜片、葱花、盐、料酒、胡椒粉、生抽）、老干妈香辣酱、白糖、味精各适量。

做法

1 猪排骨洗净，剁段，加腌料腌渍入味，拣去姜片、葱花。

2 锅内倒入植物油烧至五成热，下排骨段翻炒至熟，倒入青红尖椒片，加老干妈香辣酱、白糖、味精翻炒均匀即可。

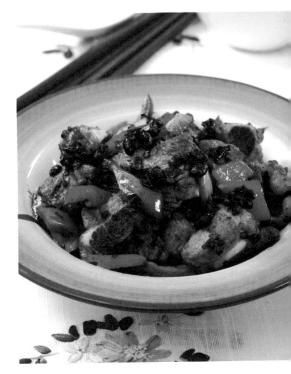

菠萝炒鸡片

材 料

菠萝150克，鸡脯肉200克，黄瓜10克，红椒1个，植物油、白糖、番茄酱、醋、香油、料酒、盐、淀粉、水淀粉各适量。

做 法

1 菠萝去皮，切片；鸡脯肉洗净，切成片，加入料酒、盐、淀粉腌渍入味；黄瓜洗净，切片；红椒去蒂、籽，洗净，切片。

2 锅内倒入油烧热，放入鸡肉片炒变色后，下黄瓜片、红椒片、菠萝片、白糖、番茄酱、醋、盐翻炒匀，用水淀粉勾芡，淋入香油即可。

干烧鸭脯

材 料

去骨熟鸭脯300克，嫩四季豆、红椒条各80克，料酒、盐、葱花、姜片、高汤、味精、植物油各适量。

做 法

1 四季豆洗净，切段，入热油锅中炒至翠绿时捞出，用少许盐拌匀。

2 熟鸭脯切条放入锅中，再倒入高汤、盐、料酒，小火煨透，盛出，沥干，再入八成熟的植物油中炸至金黄色，捞出，沥油。

3 锅内倒入植物油烧热，煸香葱花、姜片，捞出葱花、姜片，放入料酒、鸭脯条、红椒条和四季豆段煸炒熟，调入味精即可。

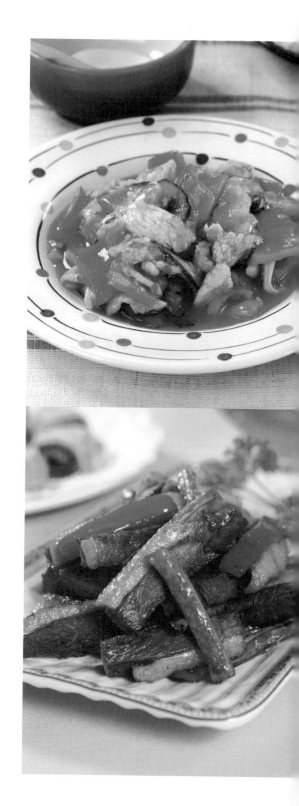

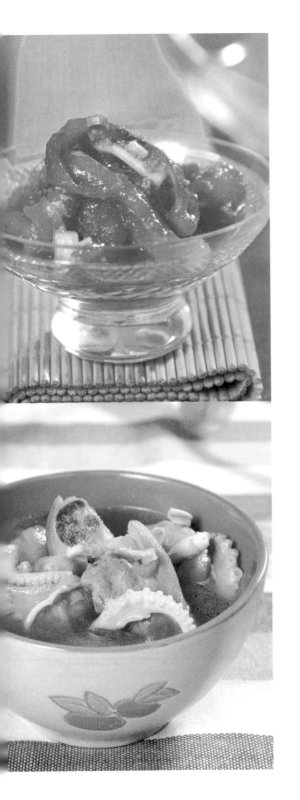

鲜虾海参

材 料

海参200克，鲜虾200克，植物油、鸡汤、盐、白糖、胡椒粉、料酒、水淀粉、味精、酱油、葱末、姜丝各适量。

做 法

1 海参洗净，加水小火煮至参体涨大，放入凉水中浸泡，如此反复加工至海参泡透；鲜虾洗净；葱末、姜丝泡水后浸入海参切条。

2 锅内倒油烧热，炒香葱末、姜丝，倒入鸡汤、海参条、鲜虾炒熟，加盐、白糖、料酒、酱油、胡椒粉、味精调味，用水淀粉勾芡即可。

章鱼炖猪蹄煲

材 料

猪蹄400克，章鱼80克，料酒、盐、胡椒粉、葱段、高汤各适量。

做 法

1 章鱼洗净，在沸水中浸泡10分钟，去黑皮，切条。

2 猪蹄刮洗净，切块，放入沸水中焯一下，捞出，沥水。

3 汤锅中放入章鱼条、猪蹄块，加入料酒、盐、胡椒粉、葱段、高汤，大火烧沸，转小火炖至所有材料熟烂即可。

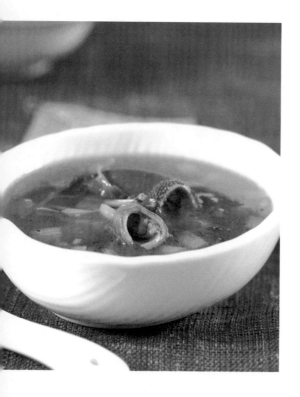

羊杂碎汤

材料

羊心、羊肺、羊肚、羊肠各50克，高汤、葱段、姜末、姜片、蒜末、蒜瓣、花椒粒、盐、醋、料酒、香菜末、鸡精各适量。

做法

1 将羊杂反复冲洗干净，放入锅中，加适量水、花椒粒、葱段、姜片、蒜瓣、盐，煮至九成熟，捞出，沥水，切小块。

2 锅内倒入高汤，放姜末、蒜末、料酒、醋和羊杂块，大火煮沸后转小火煮熟，撇去浮沫，加盐、鸡精调味，撒香菜末即可。

肉末紫菜粥

材料

大米100克，猪肉75克，紫菜50克，盐适量。

做法

1 猪肉洗净，剁成肉末；紫菜洗净，撕成小片；大米淘洗干净。

2 将大米与适量清水放入锅中，用大火熬煮，待粥煮沸，转小火熬煮至米烂粥稠。

3 加入紫菜碎、猪肉末，略煮片刻至猪肉末熟，加入盐调味即可。

桂圆瘦肉粥

材 料

大米100克，猪瘦肉75克，桂圆肉15克，红枣5颗，盐或蜂蜜适量。

做 法

1 大米洗净，用清水浸泡1小时左右；猪瘦肉洗净，切末；桂圆肉洗净；红枣去核，洗净。

2 沙锅置火上，加入大米与适量清水大火煮沸，加入猪瘦肉末、桂圆肉、红枣煮成粥，加盐或蜂蜜调味即可。

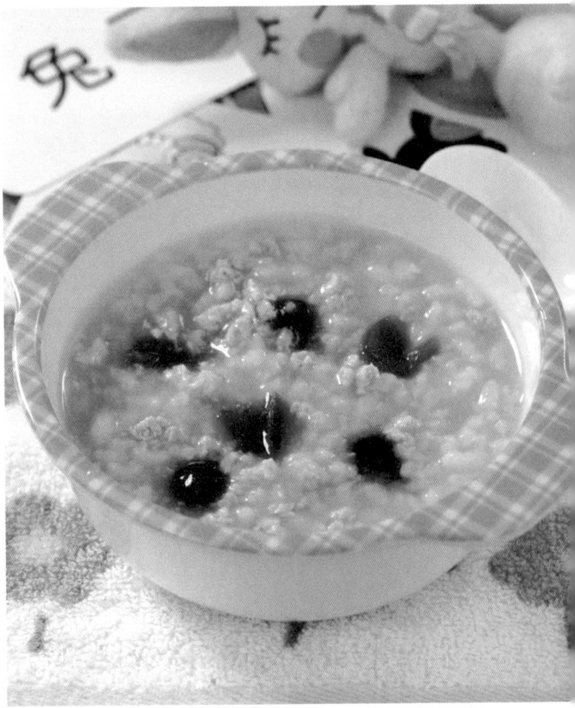

鸭胗山药薏米粥

材 料

新鲜鸭胗1个，山药、薏米各10克，大米100克，盐适量。

做 法

1 鸭胗洗净，剁成末；山药洗净，捣烂成泥；薏米、大米分别洗净。

2 沙锅置火上，加适量清水，放入鸭胗末、山药泥、薏米、大米，用小火熬成稀粥。

3 粥成后，加入盐调味即可。

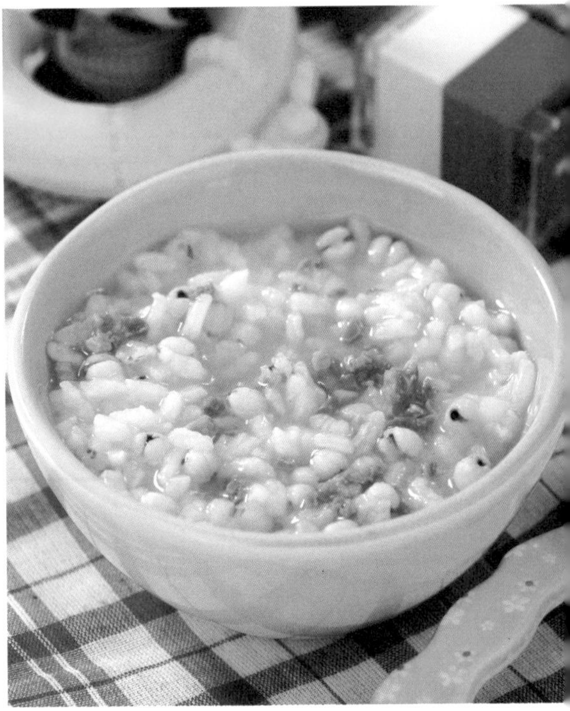

【养生堂 食谱】

健康自有天助：24节气滋补养生家常菜

摄　　影：秦京　于笑　肖亮

菜肴制作：张磊　陈绪荣

图片提供：海洛创意

全景视觉网络科技有限公司

华盖创意图像技术有限公司

达志影像

上海富昱特图像技术有限公司